SOCIÉTÉ DE MÉDECINE PRATIQUE

———

6ᵉ RAPPORT

FAIT AU NOM DE LA COMMISSION

DES

APPLICATIONS NOUVELLES

A LA THÉRAPEUTIQUE

Pendant l'Année 1884 (DEUXIÈME ANNÉE)

PAR

Le Dʳ CAMPARDON

Ancien interne de St-Lazare,
Membre de la Société de Médecine Pratique,
de la Société de Thérapeutique, etc.,
Membre correspondant de l'Académie des Sciences, Belles-Lettres
et Arts de Lyon,
Chevalier de la Légion d'Honneur, Officier de l'Instruction Publique.

———

CLERMONT (OISE)

IMPRIMERIE DAIX FRÈRES

3, Place Saint-André, 3

—

1885

DES APPLICATIONS NOUVELLES

A LA THÉRAPEUTIQUE

PENDANT L'ANNÉE 1884

SOCIÉTÉ DE MÉDECINE PRATIQUE

RAPPORT

FAIT AU NOM DE LA COMMISSION

DES

APPLICATIONS NOUVELLES

A LA THÉRAPEUTIQUE

Pendant l'Année 1884 (DEUXIÈME ANNÉE)

PAR

Le Dr CAMPARDON

Ancien interne de St-Lazare,
Membre de la Société de Médecine Pratique,
de la Société de Thérapeutique, etc.,
Membre correspondant de l'Académie des Sciences, Belles-Lettres
et Arts de Lyon,
Chevalier de la Légion d'Honneur, Officier de l'Instruction Publique.

CLERMONT (OISE)

IMPRIMERIE DAIX FRÈRES
3, Place Saint-André, 3

1885

SOCIÉTÉ DE MÉDECINE PRATIQUE

RAPPORT

FAIT AU NOM DE LA COMMISSION

DES APPLICATIONS NOUVELLES

A LA THÉRAPEUTIQUE

Pendant l'année 1884

(DEUXIÈME ANNÉE)

Messieurs.

La commission des Médicaments Nouveaux et des Applications Nouvelles en thérapeutique composée de MM. Bouloumié, Brochin, Campardon, Champigny, Gillet de Grandmont, Duchesne, Jolly, Edouard Michel, Signol et Weber, nous ayant nommé son rapporteur pour l'année 1884, nous venons vous soumettre le travail qu'elle a bien voulu nous confier.

La grande quantité de documents que nous avons dû consulter, nous a obligé à arrêter notre rapport au 1er Décembre, un mois ne nous donnant qu'un temps à peine suffisant pour colliger, collationner ou recopier tous ces matériaux. Notre successeur aura donc dans le rapport de l'année prochaine, à recueillir ce qui aura paru pendant le mois de Décembre 1884.

Avant de commencer ce rapport, qu'il nous soit permis de remercier notre Secrétaire général des facilités qu'il nous a données pour mener à bien ce travail, et notre collègue Duchesne, qui a ouvert la voie, et nous a si gracieusement offert son concours.

Absinthine. — Le docteur Fernand Roux donne, dans le Bulletin général de Thérapeutique du 30 Novembre, une étude très intéressante sur l'absinthine ; en voici les conclusions :

1° L'absinthine, principe amer de l'absinthe, obtenue par le procédé de Duquenel n'est pas toxique.

2° L'absinthine est un médicament utile dans les maladies suivantes : Chloro-anémie ; convalescence des maladies graves ayant altéré les fonctions digestives ; état d'anorexie sans lésions organiques du tube digestif.

3° L'absinthine est surtout indiquée lorsque, avec l'anorexie, il existe une constipation plus ou moins opiniâtre.

4° La dose la plus convenable est de 0,10 centigrammes dix minutes avant le repas, deux fois par jour.

Aérothérapie. — L'aérothérapie n'ayant été employée jusqu'ici que sous forme de bains ou d'inhalations, notre jeune collègue Dupont a pensé que des douches d'air comprimé, utilisant la force mécanique de l'air comme agent de flagellation, et le froid produit à la détente comme agent de réfrigération, pourraient être employées en thérapeutique : il a donc fait construire dans son établissement, un appareil pour donner des douches d'air.

L'énergique révulsion que produit ce nouvel agent thérapeutique sur la surface du corps, a suggéré à un de nous l'idée d'appliquer ce moyen au traitement du diabète sucré. Ce travail vous ayant été lu en séance, nous n'en dirons que deux mots : le premier effet des douches d'air est de diminuer la quantité du sucre contenu dans les urines, d'améliorer l'état général du malade, de réveiller l'appétit, de faire disparaître la soif, de ramener la miction à son état normal, de provoquer une excitation de la motilité ; ces phénomènes se remarquent dès la première semaine, et les effets acquis durent deux et même trois mois après la cessation des douches.

Nous avons donc là un moyen d'agir sur l'état général de l'organisme déprimé et affaibli, qui permettra d'attendre le moment favorable pour envoyer le malade à des eaux appropriées, mais le médicament curatif du diabète est encore à trouver.

Les douches d'air comprimé modifient très rapidement et améliorent cet état que l'on désigne en pathologie sous le nom de dilatation de l'estomac.

Les névralgies erratiques, la sciatique liée au diabète, disparaissent par l'emploi de ce même moyen. (*Bulletins et mémoires de la Société de Thérapeutique*, 25 Mars 1884.)

Agaricine. — L'agaricine, principe actif de l'Agaric, est une substance qui cristallise en longues aiguilles. Le Docteur Scifurt, de Würtzbourg, l'a administrée en pilules de 0,005 milligr., une ou deux chaque fois, contre la sueur des phthisiques et en a obtenu de bons effets. Le médicament n'agissant qu'au bout de 5 ou 6 heures, il sera donné 6 heures avant l'heure habituelle à laquelle apparaît la sueur. Si la sueur se présente deux fois pendant la nuit, on prendra une pilule 6 heures avant chaque accès. Ce médicament ne donne pas de diarrhée, et l'on remarque que la nuit où l'on prend de l'agaricine, la toux est moins fréquente et le sommeil plus tranquille.

Le Dr Seifurt emploie la solution suivante en injections hypodermiques.

R. Agaricine...................... 0 gr. 05 centigrammes.
Alcool absolu................. 4 gr. 50 —
Glycérine...................... 5 gr. 50 —

Une solution à un 1/2 pour cent ; une seringue 5 heures avant l'heure habituelle de la sueur.

A l'intérieur en pilules :

R. Agaricine...................... 0 gr. 50 centigrammes.
Poudre de Dower............... 7 gr. 50
Poudre de guimauve........... 4 gr.
Mucilage........................ 4 gr.

f. s. a. 100 pilules. Une ou deux pilules par jour.

Alstoma scholaris. — On a proposé le suc concret de cette plante comme succédané de la Gutta percha. (Voir Fleukiger, page 69, 70, 71, tome II.)

Aluminium. — Dans la tuberculose pulmonaire, le Docteur Pick prétend avoir détruit le bacille du tubercule, en administrant aux phthisiques, cinq à dix centigrammes d'aluminium par jour ; il emploie la formule suivante :

R. Aluminium métallique........... 1 gramme
Carbonate de chaux pulvérisé..... 5 gr.
Extr. de Taraxacum................ q. s.

Pour 60 pilules. — Une ou deux pilules, trois fois par jour.

Alun. — Le docteur Richard Richardson, pour arrêter l'hémorrhagie *post partum*, préconise l'emploi de l'alun : depuis 20 ans, il a employé l'alun de fer, en cristaux de la grosseur d'une noisette, qu'il introduit avec le doigt, au-dessus de l'orifice interne et qu'il maintient dans cette position.

Avant d'introduire les cristaux d'alun, il faut débarrasser l'utérus des caillots, ou débris de placenta qu'il pourrait contenir.

Sous l'influence de ce corps, l'utérus se contracte tout d'un coup, il se forme un caillot solide et l'hémorrhagie cesse.

La simplicité de ce procédé plaide en sa faveur ; il peut être, d'ailleurs, employé après échec des hémostatiques habituels.

Nous devons faire observer que cette précaution de « débarrasser, quand cela est possible, l'utérus des caillots ou des débris de placenta qu'il pourrait contenir, » suffit souvent pour arrêter, les hémorrhagies sans qu'il soit besoin d'alun.

Anda-Assu (*huile d'*) genre Johanisia princeps.— Bel arbre de la classe des crotonées, famille des euphorbiacées (c'est le coco purgatif du Brésil), fruit à deux amandes renfermant la johanésine, principe actif formant deux sels, le sulfate et le chlorhydrate; d'action diurétique ; toxique à 1 gramme. L'huile d'Anda-Assu est fluide, sans odeur désagréable ; elle agit comme l'huile de ricin, mais à dose moindre: de 40 à 50 gouttes (Delpech).

L'écorce de cet arbre contient un jus laiteux qui est vénéneux, et qui sert à empoisonner les poissons.

Anémone pulsatille. — Le docteur Borcherin rapporte plus de vingt-quatre cas d'épididymite aiguë, tous en plein stade d'acuité, traités par la teinture d'anémone pulsatille, à la dose de 2 gouttes toutes les deux heures. Il ne tient pas ses malades au lit; le port seul d'un suspensoir est indispensable. Dans les trois premiers jours du traitement, le médicament manifeste son action favorable. Nous ne devons pas oublier que les anciens auteurs ne reconnaissaient aucune valeur médicale à la plante sèche.

Antipyrine.—Dans ces derniers temps, tous les journaux de médecine qui nous arrivaient de l'étranger, ne parlaient que des puissantes propriétés antipyrétiques d'un nouveau médicament isolé par Knorr, de Munich, et expérimenté par Filehne, d'Erlangen. Les observations du professeur Marigliano, de Gênes, de son chef de clinique le Dr Ampiegani, de Franck, à Stuttgard, de May, à Cologne, du Dr Ernst, à Zurich, sont venues confirmer les observations du Dr Filehne, et nous allions vous parler de ce médicament d'après les traductions des journaux étrangers, lorsqu'un remarquable travail de notre confrère Huchard, paru dans les nos du 29 Novembre et du 6 Décembre, nous permit de vous donner des détails plus précis.

Ce médicament est un nouvel alcaloïde ; d'après Filehne, l'antipyrine est une diméthyloxyquinizine; ce corps est obtenu en chauffant la méthyloxyquinizine avec la phényldrazine. La méthyloxyquinizine aurait pour formule brute: $C^{20}H^{10}Az^2O^2$. Elle se prépare en faisant réagir l'ether acétylacétique sur la phénylhydrazine, puis portant à 100°. L'antypirine, chauffée avec l'iodure de méthyle et l'alcool méthylique, donne un produit diméthylé, la diantipyrine, qui diffère de l'antipyrine par sa moindre solubilité (*Moniteur scientifique*, Dr Quenesville). Ce corps se présente sous forme d'une poudre blanche cristalline, très soluble dans l'eau (1 partie d'antipyrine pour 3 d'eau), d'une odeur faible, d'un goût légèrement amer, facile à dissimuler par un peu d'eau aromatique ou de vin.

Les principales réactions sont :

Avec le perchlorure de fer : Coloration rouge vin de Porto, très caractéristique : cette réaction est très sensible.

Avec le tannin : précipité blanc grisâtre, abondant.

Avec l'iodure de potassium : précipité rouge très abondant ; extrêmement sensible.

Avec le chlorure de platine : précipité jaune.

Avec l'acide picrique : précipité jaune.

Avec le nitrate de mercure : coloration rose à chaud.

Voici le résumé des conclusions du travail du Dr Huchard.

1° L'antipyrine constitue un moyen puissant et sûr, d'abaisser la température dans presque toutes les maladies fébriles (fièvre typhoïde, phthisie pulmonaire, pneumonie, pleurésie, rhumatisme articulaire aigu et rhumatisme cérébral, angiocholite, érysipèle, diphthérie, fièvre puerpérale, scarlatine, abcès, phlegmons, rougeole.

Elle atténue les symptômes qui sont sous la dépendance de l'élévation thermique (accélération du pouls, de la respiration, sécheresse de la bouche, etc.), mais elle ne paraît pas avoir d'action directe sur la respiration ni sur la circulation.

2° L'antipyrine est un antipyrétique et non un antipériodique, d'où son inefficacité, dans les fièvres intermittentes, pour prévenir les accès.

3° Son administration n'expose qu'à des accidents légers et inconstants (sueurs légères, constriction pharyngée, quelques nausées ou vomissements parfois, et dans quelques cas rares, production d'exanthèmes rubéoliques ou scarlatiniformes (Dr Ernst) ; peu de tendance au collapsus, pas d'ivresse comme après l'administration des préparations quiniques ou salicyliques.

4° Des observations nombreuses démontrent que l'antipyrine constitue le moyen le plus puissant et jusqu'ici le *seul moyen connu, d'abaisser, efficacement et sûrement, la température des tuberculeux.*

Chez les phthisiques, en raison de son action sûre, et pour éviter les accidents provoqués par l'hypothermie, il convient de s'adresser aux doses faibles (de 2 à 4 grammes). Le soir deux grammes, au moment de la fièvre, abaisseront d'un demi-degré une 1/2 heure après l'administration ; la température diminuera progressivement, en une heure 1/2, deux heures, jusqu'à la normale.

Il est quelquefois nécessaire de prescrire, une ou deux heures après, une nouvelle dose de un à deux grammes.

5° Les effets antithermiques se maintiennent ordinairement pendant six à neuf heures, et se font sentir parfois les jours suivants, pendant lesquels la température n'atteint pas son chiffre primitif.

L'ascension secondaire de la température se fait progressivement, suivant en cela la marche de la défervescence ; elle n'est pas brusque comme avec la kairine, et ne s'accompagne jamais, comme pour cette dernière substance, d'un frisson plus ou moins prolongé.

6° L'antipyrine s'élimine par les urines où l'on reconnaît sa présence pendant une durée de 36 à 48 heures. Quelques gouttes de perchlorure font immédiatement naître dans l'urine, une coloration rouge très caractéristique.

7° Filehne, Guttmann, Gerhard, May, Aléxander, Kussmaul et Cahn, Ernst, Masius et Snyers, disent que, dans la fièvre typhoïde, il est nécessaire d'arriver aux doses de 5 à 6 grammes par jour (2 grammes à une heure de distance, et 1 ou 2 grammes à la troisième heure). Sous l'influence de ces doses, l'abaissement de la température est au minimum de 0,4 et au maximum de 2° dès la première heure ; il continue, dans les mêmes proportions, jusqu'à la septième ou huitième heure. Souvent à la cinquième ou sixième heure, la température remonte de 1° environ, pendant une heure, pour reprendre ensuite la marche régulièrement descendante (P. Snyers, de Liège).

Cette légère ascension dans la période d'apyrexie, a été notée par Huchard, pendant l'action de l'antipyrine sur la fièvre des phthisiques.

8° Dans la fièvre typhoïde, les doses de 6 à 8 grammes sont exagérées, puisqu'elles aboutissent à l'hypothermie. Snyers a vu 9 fois, sept ou huit heures après l'administration du médicament, la température inférieure à 36° ; 10 fois au-dessous de 35°, 4 fois au-dessous de 34°, 1 fois à 33°.

Le D' Dujardin-Beaumetz signale les sueurs profuses que ce médicament détermine chez les phthisiques, tout en reconnaissant le calme qu'il procure, une fois cette crise passée, chez ces malheureux malades.

Dans une seconde communication faite à la Société de Thérapeutique, le D' Huchard signale les propriétés hémostatiques de l'antipyrine.

Le D' Pibram, de Prague, reconnaît à ce médicament les propriétés préconisées par les observateurs précités ; établissant ses vertus antithermiques, il signale sa supériorité dans les affections où la quinine n'a aucune action sur l'hyperthermie ; il constate sa solubilité dans l'eau, la possibilité de l'administrer par voie rectale. Selon lui, la persistance de ses effets, l'absence de frisson et de collapsus, la rendent supérieure à la kairine.

Il est à regretter que les médecins français aient éprouvé tant de difficulté à se procurer ce médicament, alors que toute la presse de l'Allemagne, de la Hollande, de la Suisse, de l'Italie, retentissait du succès obtenu par l'antipyrine ; ce n'est pour ainsi dire que par con-

trebande que nos confrères ont réussi à s'en procurer pour leurs expériences et encore plusieurs en ont-ils manqué pour continuer leurs
études.

Antiseptiques. — Sous le titre de : « Résistance des bactéries aux
antiseptiques », le Dr P. Miquel a donné dans sa thèse inaugurale, un
tableau dans lequel, a côté de la désignation des corps chimiques mis
en expérience, il précise les poids en grammes ou fractions de grammes, des substances capables de rendre imputrescible un litre de bouil
lon de bœuf.

Bi-iodure de mercure	0 gr.	025 mill.
Iodure d'argent	0	03 cent.
Eau oxygénée	0	05 —
Nitrate d'argent	0	08 —
Acide chrômique	0	20 —
Iode	0	25 —
Chlore	0	25 —
Brôme	0	60 —
Sulfate de cuivre	0	90 —
Acide salicylique	1	00 —
Acide benzoïque	1	10 —
Acide picrique	1	30 —
Gaz ammoniac	1	40 —
Acide thymique	2	00
Chlorure de plomb, de cobalt, de nickel	2	10 —
Huile essentielle d'amandes amères	3	00 —
Acide phénique	3	20 —
Permanganate de potasse	3	50 —
Sulfate de fer	11	00 —
Glycérine officinale	225	00 —

Etc.

La lecture de ce tableau, qui a été publié dans le n° du 30 Août 1883
de la *Semaine médicale*, porte avec elle de précieux enseignements que
le Dr P. Miquel a très bien su faire ressortir dans son article.

Antiseptiques dans la diphthérie. — M. Renou préfère la vaporisation des médicaments antiseptiques, tant pour modifier topique-
ment les surfaces malades, que pour en obtenir les effets généraux
ultérieurs de l'absorption. Il emploie les vapeurs d'acide phénique,
d'acide salicylique, d'acide benzoïque.

On installe le malade dans une chambre convenablement et régulièrement aérée sans être trop vaste, chauffée entre 20 et 25°, en évi-

tant tout encombrement. On obtient la vaporisation par un ou deux petits fourneaux à pétrole en usage dans les cuisines ; sur ce fourneau, qui donne une source considérable de chaleur, on place un vase d'une contenance de un à deux litres d'eau. L'appareil est placé près du lit, et la vapeur concentrée sur le malade par un rideau entourant le fourneau et la tête du lit.

Voici la formule du Dr Renou :

Acide phénique............	230	grammes.
Acide salicylique..........	56	—
Acide benzoïque............	112	—
Alcool rectifié.....	468	—

Toutes les trois heures, dans les deux litres d'eau en ébullition sur le fourneau, on verse une cuillerée à bouche ou un verre à liqueur de cette solution qui représente : acide phénique 5 grammes, acide benzoïque 2 grammes, acide salicylique 1 gramme; et, pour 24 heures, une vaporisation de 40 grammes d'acide phénique, 16 d'acide benzoïque et 8 d'acide salicylique.

Apocynum cannabium. — Croît dans l'Amérique du Nord, depuis la Caroline, jusqu'à la baie d'Hudson. On la désigne sous le nom de chanvre du Canada.

Sa racine est employée aux États-Unis sous forme de décoction, comme diurétique et diaphorétique, contre l'hydropisie. A haute dose, elle agit comme éméto-catarthique.

MM. Schmiedeberyet et Lavater en ont retiré deux substances rentrant dans la catégorie des médicaments cardiaques, et qu'ils désignent sous le nom d'*Apocynine* et d'*Apocynéine.*

L'apocynine, à petite dose, produit l'arrêt du cœur en systole chez les grenouilles.

L'apocynéine est comparable à la digitaline, tant au point de vue de ses propriétés chimiques, qu'au point de vue de son action physiologique. *(Lancet.)*

Arsenic. — Contre le lymphadenôme ou lymphôme du cou, M. Terrillon, après avoir constaté que les malades qui avaient été opérés, et dont on avait enlevé la tumeur, étaient morts en quelques semaines, par généralisation, enseigne que le traitement médical a donné des résultats merveilleux, et conseille d'administrer l'arsenic à l'intérieur.

Il donne la liqueur de Fowler pure ou associée avec la teinture de Baumé et recommande d'avoir recours aux fortes doses. Commencez, dit-il, par dix gouttes et arrivez bientôt, c'est-à-dire en une semaine, à 18 ou 20 gouttes avant le repas et faites reposer vos malades tous les quinze jours ; de cette façon, vous verrez certainement fondre ces tumeurs si inquiétantes, et dont l'ablation a toujours été suivie d'un fâcheux résultat.

Le professeur Verneuil préconise quelques gouttes par jour d'une huile phosphorée ainsi composée :

   Huile d'amandes douces...... 30 grammes.
   Phosphore................... 1 —

Les injections interstitielles de teinture d'iode ont été recommandées par Luton, de Reims. On a injecté aussi la liqueur de Fowler à la dose de cinq à dix gouttes ; on a eu quelquefois de la suppuration, mais souvent aussi la disparition de la tumeur. Cette liqueur, donnée à l'intérieur, réussit aussi bien, sans que, dans ce cas, on ait à craindre la suppuration.

Atropine. — Le D⁣ʳ Gentilhomme, de Reims, a conseillé le sulfate d'atropine à la dose d'une pilule de un quart à un demi-milligramme par jour, contre le coryza invétéré, et même le coryza aigu ; les succès auraient été très rapides. Nous devons dire que nous avons vu ce moyen échouer plusieurs fois entre nos mains.

Aya Pana. — Eupatorium aya pana : feuilles d'un jaune fauve. Plante originaire du Brésil, d'odeur agréable. Propriétés analogues à celle du thé infusé : 10 à 20 grammes pour 1,000 grammes d'eau bouillante. Diaphorétique.

Azote. — L'azote en inhalations produit :
1⁰ Une diminution de la dyspnée ; la respiration est plus forte, plus profonde ;
2⁰ La suppression des sueurs nocturnes, dès la deuxième ou troisième séance ;
3⁰ La disparition très rapide de la matité due à l'infiltration tuberculeuse des sommets, matité qui disparaît quelquefois après quinze jours de traitement, d'après les observations de Mermagen ;
4⁰ Un effet soporifique tel que plusieurs des malades s'endorment pendant l'inhalation ;
5⁰ L'augmentation de l'appétit ; la digestion se fait mieux.
6⁰ La disparition de la diarrhée colliquative.
On doit mêler 2 à 7 pour 100 d'azote à l'air atmosphérique. (Docteur Sieffermann, *Gazette de Strasbourg.*)

Baroba. — Les feuilles de baroba du Brésil ont été utilisées par

Camille Weber, de Leipzig ; son extrait se trouve aujourd'hui dans la pharmacopée française ; ces préparations ont été employées par Edson dans les formes invétérées de syphilis secondaire, 15 à 60 gouttes d'extrait liquide par jour.

Antisyphilitique, tonique, altérant de grande valeur. (*Revue de thérapeutique médico-chirurgicale.*)

Bela. — Fruit demi-mûr et desséché de l'œgle marmelos (aurantiacées), désigné souvent sous le nom de coing du Bengale.

Ce fruit est une baie de la dimension d'une grosse orange, à peu près sphérique, mais aplatie aux extrémités ; il est couvert d'une écorce ferme, et est formé de 10 à 15 cellules contenant, outre les graines, un mucilage excessivement tenace, qui, desséché, est dur et transparent.

Ce fruit est très astringent au goût, et la pulpe devient mucilagineuse au contact de l'eau ; ses propriétés astringentes le rendent utile dans les diarrhées, les dysentéries, l'atonie de la muqueuse intestinale ; il guérit sans occasionner la constipation.

Dans les Indes anglaises on emploie une décoction préparée en faisant bouillir deux onces (64 grammes) de fruit desséché dans 16 onces d'eau (600 grammes), jusqu'à réduction de 4 onces (125 grammes) ; on l'administre à la dose d'une à deux onces toutes les deux ou trois heures.

La pharmacopée britannique formule un extrait fluide : dose de 4 à 8 grammes.

Boissons rafraîchissantes. — Le Dr Dujardin-Beaumetz donne, d'après le Dr Malter, la formule suivante d'une boisson saine et économique :

Eau bouillante..................	100 litres.
Racine de gentiane concassée....	200 grammes.
Feuilles de menthe..............	200 —

Faites infuser pendant une demi-heure, filtrez à la chausse et ajoutez :

Glycyrrhizate d'ammoniaque......	30 grammes.
Acide citrique..................	40 —

Cette boisson revient à 2 francs les 100 litres.

Plus simplement, on peut recourir à la formule :

Eau chaude.....................	100 litres.
Quassine cristallisée..........	0 gramme 10 cent.
Sucre.........................	30 grammes.

> Essence de menthe............... 100 gouttes.
> Glycyrrhizate d'ammoniaque..... 50 grammes.
> Acite nitrique................... 50   —

Si l'on veut n'en préparer qu'un litre, on ajoutera à l'eau 1 gramme 50 centigramme du mélange des diverses substances.

Notre excellent collègue Duchesne constate, que pour supprimer la sensation pénible de la soif, il suffit de prendre dans la journée 3 cuillerées à café de la solution suivante, dans un peu de vin ou de tisane amère :

> R. Eau distillée................... 100 grammes.
> Phosphate de potasse........... 4   —

Votre rapporteur, depuis de longues années, conseille pour faire disparaître la soif, de mâcher des petits copeaux de quassia amara ; on évite ainsi la diarrhée résultant de l'abus de boissons, et on excite l'appétit.

Borate de quinine amorphe. — Le borate de quinine se présente, sous forme de poudre presque cristalline, de couleur jaune d'ambre, d'odeur peu prononcée, non désagréable, de goût amer, mais moins que le chlorhydrate de quinine. Il se dissout dans partie à peu près égale d'eau.

Il se donne aux hôpitaux de Bonn par doses de 0,50 centigr. à 1 gramme, répétées toutes les demi-heures, ou toutes les heures, de façon à en faire prendre au maximum 3 grammes en deux à quatre heures. Ce sel pourrait être donné en injections hypodermiques.

L'absorption quotidienne de 0,50 cent. à 1 gramme pendant des semaines, ne provoque jamais le moindre phénomène fâcheux sur aucune partie du tube digestif ; elle abaisse lentement et graduellement la température.

Cette préparation rappelle donc l'action des autres préparations de quinine. (*Feukler et Prior. Deuts. medic Wochensch.*, 1884.)

Borax. — Le Dr Cyon, dans une note lue à l'Académie des Sciences par M. Vulpian, signale à nouveau les propriétés désinfectantes du borax pris à l'intérieur.

« Pris à raison de 5 à 6 grammes par jour, le borax, non seulement
« aura une action directe sur les microbes contenus dans le canal
« intestinal, mais, passant dans le sang, il pourra encore atteindre
« les bacilles, qui y auraient pénétré. L'action constipante du biborate
« de soude n'est, en temps de choléra, qu'une indication de plus. »

On devra donc laver avec une solution de borax ou d'acide borique, toutes les muqueuses extérieures, et mêler à la nourriture ou à la boisson, 6 grammes de borax par 24 heures.

Boroglycérine. — Hartridge préconise cette substance non seulement comme topique antiseptique dans l'ophthalmie purulente, mais aussi comme liquide désinfectant pour laver les instruments dans les opérations à pratiquer sur les yeux. La solution dont il fait usage est au dixième ; une instillation chaque jour entre les paupières. De plus, on les lotionne avec une solution au quarantième. — Cette substance est sans odeur et se dissout facilement dans l'eau. (*Lancet*, Février 1883.)

Cet agent antiseptique a été trouvé et préconisé par un de nos anciens présidents, le D^r Le Bon.

Bromal (Hydrate de).—L'hydrate de bromal a été employé en Angleterre, comme hypnotique, à la dose de 10 à 15 centigrammes pour remplir les mêmes indications que l'hydrate de chloral.

La formule du bromal est : $C^4 H Br^3 O^2$; la formule du chloral étant : $C^4 H Cl^3 O^2$;

On voit que ces deux corps ne diffèrent que par l'équivalent de brome, qui remplace l'équivalent de chlore.

Très caustique ; dangereux.

L'échantillon que nous avons présenté à la Société nous a été remis par M. Boissy, pharmacien.

Bromoforme. — Le bromoforme a une odeur agréable, un goût douceâtre. Sa formule est $C^2 H Br^3$. Il se dissout difficilement dans l'eau froide, facilement dans l'eau chaude et l'éther. Il produit la narcose, mais à un moindre degré que le chloroforme, sans provoquer de vomissements. La période d'excitation est moins accusée, l'anesthésie est plus durable.

Le Dr Horoch (Société médicale de Vienne, 11 Janvier 1884) a institué une série d'expériences qui prouvent 1° que le bromoforme est un agent anesthésique et hypnotique.

2° que, en prolongeant l'inhalation, on pouvait maintenir, aussi longtemps qu'on le voulait, les animaux endormis, sans crainte de voir survenir des troubles de la respiration ou de la circulation.

Trois opérations furent faites sur des malades anesthésiés par le bromoforme: il ne survint aucun accident fâcheux ni pendant ni après la narcose. (*Lyon médical*.)

Les enfants bromoformés mangent en se réveillant, mais ils s'endorment peu après sans éprouver de malaise.— Ce médicament exerce

une action irritante sur les muqueuses conjonctives et laryngo-pha-
ryngiennes.

Une solution à 1 % tue les bactéries.

Bromure d'arsenic. — Ce sel jouit en ce moment en Allemagne
et aux États-Unis d'une grande faveur, surtout dans le traitement du
diabète. En Allemagne, on emploie sous le nom de *liqueur de Clémence*, contenant du bromure d'arsenic, une composition dont l'emploi usuel peut être comparé à celui de la liqueur de Fowler en France.

Nous attendons que nos chimistes nous aient donné la formule
vraie et la posologie de ce sel, attendu que le mode de préparation,
venant de l'étranger, ne nous présente pas les caractères de rigoureuse
exactitude à laquelle nous sommes habitués en France.

La liqueur de Clémence se donne à la dose de 5 à 20 gouttes.

Notre collègue Jolly nous envoie la formule du bromure d'arsenic,
qui est As Br³ : on obtient ce sel en faisant agir l'arsenic sur le brome dissous dans le sulfure de carbone ; les cristaux se forment par
l'évaporation du liquide. La proportion est de 10 gr. arsenic pour 32
gr. de brome.

Quant aux doses, il faut attendre pour les fixer, les observations de
la clinique ; en tout cas, il ne faut pas oublier que l'on a à faire à un
composé d'arsenic et agir avec la plus grande circonspection.

Caféine. — La caféine peut être administrée à l'intérieur, d'après
la formule suivante :

<pre>
Eau distillée.................... 300 grammes
Benzoate de soude...........⎫
Caféine.....................⎬ àà 5 grammes.
</pre>

De 2 à 5 cuillerées à bouche par jour.

Si cette potion n'est pas bien supportée, on peut administrer ce
médicament en injections hypodermiques.

La formule précédente et celles qui suivent sont dues à M. Tanret,
qui s'est préoccupé de trouver des préparations ne laissant pas déposer
de caféine.

<pre>
Injections hypodermiques :
R. Benzoate de soude................. 3 gram. 40
   Caféine.......................... 2 gram. 50
   Eau distillée.................... 5 gram. 40 ou q. s.
</pre>

pour faire en tout 10 cent. cubes.

Chaque centimètre cube contient 0,25 centigr. de caféine.

Deuxième formule pour injections hypodermiques.

R. Salicylate de soude............. 1 gramme 90 cent.
Caféine....................... 2 grammes 50 cent.
Eau distillée................... 5 centim. cubes ou q. s.

pour obtenir 10 cent. cubes. —
Chaque centimètre cube contient 0,25 centigr. de caféine.
Faire cette solution à chaud.
Troisième formule pour injections sous-cutanées :

R. Cinnamite de soude . ... 2 gr.
Caféine .... 2 gr. 50 centigr.
Eau distillée...................... q. s. pour 10 cent. cubes

Chaque centimètre cube contient 0.25 centigr. de caféine.

Le Dr Dujardin-Beaumetz a démontré à plusieurs reprises la valeur de ce médicament.

Le Dr Huchard rappelle les propriétés toniques, stimulantes et diurétiques de la caféine, qu'il considère comme un excellent cardiaque et un puissant diurétique à hautes doses.

Les injections de caféine abaissent la température dans la fièvre typhoïde, et combattent les phénomènes de dépression générale.

M. Huchard les conseille dans le choléra.

Le Dr Dujardin-Beaumetz, pour éviter les accidents gastriques que provoque souvent ce médicament pris par la bouche, recommande les injections sous-cutanées de caféine, avec la formule suivante :

Benzoate de soude......... .... } àà 1 gramme.
Caféine....................................... }
Eau distillée...................... 3 grammes

Chaque seringue de Pravaz contient 0.25 centigrammes du médicament.

Calcium (sulfite de chaux).— Charles Stidman Bull, professeur d'otologie etc. (*New-York medical Journal*, Décembre 1883) rappelle que Bacon, l'otologiste, se louait de l'emploi du sulfite de chaux dans l'inflammation intense de la membrane du tympan, alors qu'elle prend la forme bombée ; mais son action la plus prompte se manifeste surtout lorsqu'il s'agit d'otite moyenne dans laquelle la purulence s'est déjà déclarée, et *aussi dans les furoncles du conduit auditif externe.*

Dans ces deux affections, le sulfite de chaux enrayera le mouvement inflammatoire et réduira le furoncle à une élevure sèche, ou bien, activant la suppuration, coupera court à la maladie.

Le sulfite de chaux a été employé par les Docteurs Hasted, Austin Flint, Helmann et Caaldwel dans le diabète sucré. Ils se louent de l'usage de ce médicament combiné avec un régime approprié.

Camphre. — Verser sur du camphre finement pulvérisé de l'eau bouillante, et respirer pendant 10 à 20 minutes les vapeurs qui s'en élèvent ; tel est le traitement du coryza par le Dr Dobson. La guérison s'obtient en deux ou trois séances. La quantité de camphre est environ d'une cuillerée à café par verrée d'eau.

Cannelle. — Contre les douleurs de dents, le *Courrier médical* conseille de mastiquer de l'écorce de cannelle ; la douleur, si l'écorce est de bonne qualité, est immédiatement soulagée, aussi efficacement qu'avec la créosote, l'acide phénique, etc.

Carbonique (Acide). — L'acide carbonique employé en inhalations dans la coqueluche a, suivant le Dr Petit, les plus heureux effets dans la période apyrétique. L'un de nous vous a lu un travail dans lequel il citait la prompte guérison d'une coqueluche, datant de plus de six mois, par l'aspiration de ce gaz produit artificiellement ; depuis, ses expériences se sont multipliées et les résultats les plus heureux ont été obtenus. Les premiers effets de ce traitement sont d'arrêter les vomissements, de modifier la toux, d'en éloigner les accès, d'en atténuer l'intensité et de la rendre moins douloureuse. L'appétit revient rapidement, les digestions sont faciles ; l'état s'améliore promptement et la guérison ne se fait pas attendre. (*Bulletin de Thérapeutique.*)

Cascara amarga. — Depuis quatre ans, le Docteur Frohling, de Mexico, emploie le cascara amarga, écorce d'un arbre de Honduras, appartenant au genre Rubiacées.

L'extrait liquide est donné à la dose de 40 à 50 gouttes dans la syphilis secondaire chez l'adulte. Les symptômes disparaissent assez vite, et l'action tonique du médicament est frappante.

Frohling aurait vu, dans un cas d'iritis spécifique, une amélioration manifeste survenir au bout de trois jours (3 fois par jour, 40 gouttes d'extrait liquide). L'atropine avait été cessée. (*Revue de Thérapeutique médico-chirurg.*)

Cascara sagrada. — Le Docteur Thompson a employé l'extrait de cascara sagrada dans plus de trois cents cas, pour combattre la constipation habituelle. *Cinq centigrammes* d'extrait en consistance pâteuse, combinés avec deux grains d'extrait de Berberis aquifolium, administrés en pilules matin et soir, ont la plus grande efficacité dans les cas de constipation habituelle.

Ce médicament conserve toute son activité, même quand son emploi dure depuis plusieurs mois. (*British medical Journal*, March, 1884.)

Notre collègue Limousin nous apprend que l'écorce de cascara sagrada ou sagrado, sacred bank, écorce sacrée, est fournie par le Rhamnus purshiana (Rhamnées), arbuste de taille moyenne originaire des côtes de l'Océan pacifique.

Le Dr Landowski a constaté les effets laxatifs de la poudre de cette écorce, à la dose de 0,25 centigr. et même son action purgative quand on répète cette dose 3 à 4 fois par jour, à plusieurs heures d'intervalle.

Les médecins américains emploient l'extrait fluide, qui n'a donné de bons résultats, ni entre les mains de Dujardin-Beaumetz, ni entre celles des Docteurs Landowsky, et Eymeri (Thèse inaugurale), car cet extrait fluide est mal toléré par l'estomac.

Cannabine (Tannate de). — Si nous revenons sur ce médicament dont il a été parlé dans le rapport de 1883, c'est que, tout en reconnaissant avec Fronmuller et Pusinelli (de Dresde) ses propriétés hypnotiques dans l'insomnie et dans la neurasthénie, nous en avons fait une autre application. Depuis de longues années, nous nous servions avec succès, dans les pertes de sang post-menstruelles, et dans les règles qui traînent et durent souvent huit, dix et douze jours sans s'arrêter tout à fait, de la teinture de Cannabis Indica, à la dose de 20 gouttes dans un julep gommeux. Le tannate de cannabine remplace avec avantage la teinture de cannabis, et on le donne à la dose de 0,10 à 0,30 centigr. en pilules ; je n'ai jamais dépassé un gramme par jour. C'est donc un hémostatique.

Cantharides. — Il vous a été présenté par notre Président actuel, un vésicatoire nouveau, liquide, et dont les applications sont très faciles. Ce vésicatoire avait été déjà présenté à la Société de Thérapeutique par le Dr Vidal, à la demande duquel il avait été fait pour applications, sur la tête, dans le traitement de la pelade, par exemple. La formule n'avait pas pu être citée ; la voici telle que nous l'a remise M. Bidet, pharmacien à Nogent-sur-Marne :

Cantharides..	100 grammes
Acide acétique...........................	62 gr. 50 cent.
Alcool...............................	q. s.

Placer les cantharides dans un vase en cuivre étamé. (*Bulletin et mémoires de la Société de Thérapeutique*, nos des 15 et 30 août 1883.)

Sur l'observation de M. Petit, M. Bidet remplace l'alcool par le chloroforme. Cette teinture fut expérimentée par nous, et nous n'eûmes qu'à nous en louer. Application facile : il suffit, avec un pinceau, d'en étendre une couche sur la peau, dans un espace que l'on peut limiter d'avance, puis la teinture séchée, recouvrir d'une couche d'ouate ; vésication prompte et sûre en 4 ou 6 heures ; absence de tout appareil, et dans la plus grande partie des cas, pas de retentissement du côté des organes génito-urinaires.

Plusieurs fois, l'acide acétique ayant produit des escharres, l'auteur eut l'idée malheureuse de remplacer l'acide acétique par l'huile de croton ; les douleurs furent très vives ; ce sont des échantillons de cette dernière préparation que les médecins de la Société de Médecine Pratique eurent dans les mains, et qui produisirent de violentes douleurs.

M. Bidet abandonna de suite cette formule pour en revenir à celle-ci : « épuiser les cantharides avec q. s. de chloroforme, jusqu'à ce que le liquide passe incolore ; ajouter dans la dissolution q. s. de cire pour empêcher le liquide de couler. »

Nous avons retrouvé dans cette teinture tous les avantages que nous avons signalés plus haut ; surtout sa facilité d'application sur les enfants et les personnes timorées, la crainte des escharres étant écartée. Espérant faire disparaître les douleurs vésicales que l'on signalait encore quelquefois, bien que beaucoup plus rarement, nous avons conseillé à M. Bidet d'employer le cantharidate de potasse, et de mêler du camphre à cette solution. Avec cette nouvelle teinture, dans les 15 cas où nous l'avons employée, nous n'avons pas eu une seule fois de ténesme vésical ou de douleurs urétro-vésicales, mais la douleur de la peau, à l'endroit même du badigeonnage, a été assez vive pour nous engager à revenir à la solution simple de cantharides dans le chloroforme. Notre collègue Champigny nous a lu, à ce propos, un très remarquable travail sur les vésicants, leur préparation, leur mode d'application, etc. Nous ne devons pas oublier le travail de notre collègue Delpech sur le cantharidate de potasse.

Cathartiques (de l'administration sous-cutanée des). — Le docteur N. Hiller a fait des recherches pour savoir si on pouvait administrer des cathartiques par la voie hypodermique, et produire ainsi des évacuations alvines. Dans ses nombreuses expériences, il n'a pas trouvé un seul médicament dont il puisse recommander l'emploi sous-cutané, pour produire sûrement et sans douleurs l'évacuation intestinale.

Nous nous bornons à signaler ces recherches, sans en donner les détails ; nous espérons que les expériences ultérieures amèneront des résultats utiles.

Carmedick. — Plante très commune au Cap, appartenant à la famille des Composées, et que l'on rapproche botaniquement du Carthamus tinctorius. Les indigènes l'emploient dans leur médecine rudimentaire ; son infusion légèrement aromatique dépasse en amertume et probablement en propriétés toniques, tous les amers utilisés : la camomille, le colombo, le quassia, la gentiane.

2.

La grande quantité de tannin qu'il contient, doit empêcher son association aux sels de fer. (*Union médicale*, Mai 1884.)

Cayapona globulosa.—Cucurbitacée du Brésil, dont les fruits sont purgatifs et drastiques, comme la coloquinte. Son alcaloïde, la cayaponine, purge fortement à la dose de 0,006 milligrammes.

L'injection sous-cutanée est irritante. Sans action purgative. (Delpech.)

Cérium (Oxalate et Valérianate de). — L'oxalate est une poudre d'un blanc gris, insoluble dans l'alcool et dans l'éther : de 0 gr. 05 à 0 gr. 10 par jour (Dr Simpson).

Votre rapporteur l'a employé contre les vomissements nerveux, et en particulier contre ceux de l'hystérie.

Le Dr Blondeau se loue du valérianate de cérium dans les vomissements de la grossesse, à la dose de 0 gr. 10 centigrammes avant le repas. (*Société médicale de l'Elysée et Société de Thérapeutique.*)

Si l'emploi de ces sels est connu en obstétrique, il n'est cependant pas encore dans la pratique courante.

Chaulmoogra (Huile de).—Le Docteur Marsh (*Therapeutic Gazette*, 5 Janvier 1884) a employé, dans un cas d'eczéma pustuleux datant de cinq ans, l'huile de chaulmoogra, en badigeonnages abondants , deux fois par jour et un traitement tonique interne. Au bout de cinq semaines, l'éruption avait complètement disparu, laissant la peau douce et flexible. L'huile est extraite des semences du Gynocardia odorata, grand arbre de l'Inde, famille des Bisaxées. Les indigènes l'emploient contre les maladies de peau, les scrofules, la lèpre, la syphilis, à l'intérieur de 30 à 40 centigrammes, deux fois par jour ; pour les enfants, 3 gouttes mêlées à du lait ou à de l'huile de foie de morue.

Le Docteur Vidal, de St-Louis, se sert de l'huile de Chaulmoogra pour favoriser la disparition des tubercules ; on l'emploie pure ou incorporée à une pommade :

Huile de chaulmoogra........................	2 parties
Vaseline......................................	5 —
Paraffine.........	1 —

Du reste, la pratique de ces deux médecins a été inspirée par l'usage journalier de cette huile dans les pays chauds, île de la Réunion, île Maurice, etc., contre la lèpre, surtout dans les formes tuberculeuse et anesthésique. Dans les plaies phagédéniques, ce médicament donne une guérison rapide.

Au traitement interne aux doses indiquées plus haut, on ajoute le pansement des plaies avec l'huile pure. Certains médecins arrivent progressivement à la dose de 3 à 5 grammes par jour ; mais ces doses ne doivent être abordées que dans les cas graves. Pendant le traitement, on doit soutenir les forces du malade par une nourriture substantielle. L'aubergine, la viande de porc, la viande salée, sont rigousement proscrites.

Chimaphille (Chimaphilla corymbosa).— Diurétique en décocté et extrait, de 0,05 centigr. à 2 grammes (Delpech).

Chimaphilla umbellata (Pyrola umbellata, Pyrolacées) connue sous le nom de Winter Green (verdure d'hiver) ou de Pipsissena (herbe à pisser) croît surtout dans les terres de bruyère. Toutes les parties de la plante sont actives ; M. Samuel Fairbarsh a trouvé dans les feuilles : de la gomme, de l'amidon, du sucre, de l'extractif, de la résine, du tannin, de l'acide pectique, de la matière grasse, de la chlorophylle, une matière particulière qu'il nomme *chimaphillin*, du lignin et des matières anorganiques : potasse, chaux, magnésie, chlorure de sodium, acides phosphorique, sulfurique, silicique, etc.

Le principe actif semble résider dans la résine.

Le Dr Sommerville (5e *volume, transactions medico-chirurg. London*) recommande cette plante comme diurétique, astringente, dans le rhumatisme, les affections néphrétiques, l'hydropisie accompagnée de désordres digestifs et de débilité générale.

La décoction est la préparation la plus usitée (10 grammes pour un litre). Elle peut se prendre à la dose de 500 grammes en 24 heures. L'extrait aqueux peut être administré à la dose de 1 gram. 30 cent, à 2 grammes, quatre fois par jour.

Chrysophanique (acide).—Employé contre les affections de la peau, surtout contre le psoriasis, en applications locales. Cette substance, n'ayant pas seulement manifesté son action curative aux points d'application, mais, après avoir été résorbée, ayant modifié de la manière la plus évidente, des régions qui n'avaient pas été en contact avec le topique, le Dr Stocquart eut l'idée d'administrer ce médicament à l'intérieur et par voie hypodermique. La dose injectée sous la peau n'a pas dépassé de 1/3 de milligramme à 1 centigr. Le nombre des injections n'a jamais dépassé deux ; la guérison a été rapide, mais en injections sous-cutanées, il produit souvent des abcès ; on réservera donc ce moyen pour les cas absolument rebelles, et on ne l'emploiera qu'avec une extrême prudence. A l'intérieur, l'acide est donné en pilules à 0,01 centigr. aux enfants, 0,03 centigr. aux adultes. Votre commission a pensé qu'il n'y avait pas entre ces deux doses un écart suffisant, et que si la dose des adultes est assez forte, celle des enfants l'est beaucoup trop, il n'y a pas de proportion gardée. Ce médicament a été administré soit à l'intérieur, soit en injections hypodermiques, dans l'acné, l'eczéma, l'ecthyma, l'impétigo, le lichen, le pityriasis, le prurigo, le psoriasis, l'urticaire. (*Annales de dermatologie*, 1884.)

Chloranodyne. — La Chloranodyne est un médicament complexe dont voici la formule: Chlorhydrate de morphine, 0 gr. 60 cent.; Teinture de Cannabis indica, 3 gr. 00 ; Chloroforme, 13 gr. 50 ; huile de pippermint, 0 gr. 25 cent. ; Teinture de capsicum, 0 gr. 25; acide cyanhydrique médicinal, 1 gr. 70; alcool, 30 gr. 00; glycérine, 50 gr. 70.

La Chloranodyne réussit dans les diarrhées rebelles, le choléra, les névralgies, les accès de toux de la rougeole et de la coqueluche.

Un des avantages de ce médicament est de produire l'effet narcotique maximum avec la dose minima de morphine ; ainsi, avec cette préparation, 8 milligrammes de chlorhydrate de morphine produisent le même effet que 30 millig. de morphine seule.

Le n° 7 (Juillet 1884) le *Répertoire de Pharmacie* dans lequel je copie cet article, ne donne ni la dose, ni la manière d'administrer ce médicament.

Cinchonidine. — Le sulfate de cinchonidine a été étudié par le Dr Martin, médecin major, professeur suppléant à l'Ecole de médecine de Rennes. Voici les conclusions de son mémoire :

Les deux grands reproches à faire à ce médicament sont :

1° La variabilité extrême de son action chez l'homme sain comme chez l'homme malade ;

2° La facilité avec laquelle il peut provoquer des accidents toxiques à des doses qui paraîtraient souvent nécessaires, au point de vue thérapeutique.

Ce médicament peut être sans inconvénient employé au traitement des fièvres paludéennes bénignes, surtout à forme tierce ; vu l'inégalité de son action, il serait imprudent de compter sur lui dans des cas graves.

Il doit s'employer à des doses doubles du sulfate de quinine, mais il y aurait imprudence à dépasser 2 grammes, fait qui seul suffirait à le faire exclure du traitement des accès pernicieux et des fièvres graves.

Enfin, la cinchonidine a eu peu d'action sur diverses manifestations paludéennes, telles que céphalée, névralgie, qui ont cédé ultérieurement soit à d'autres médications, soit simplement à des soins hygiéniques.

Citron (Jus de). — Le Dr Schultz a démontré, par de nouvelles expériences, ses propriétés antiseptiques en reculant la putréfaction de viande sur laquelle on versait de l'eau contenant du jus de citron en petite quantité.

En déposant une goutte de solution d'acide citrique au millième, dans de l'eau contenant des végétations en fermentation, et au sein de laquelle le microscope laissait voir de nombreux organismes inférieurs, le Dr Schultz a constaté que ces organismes, ces microbes étaient rapidement frappés de mort.

Cocaïne (chlorhydrate de). — C'est en 1869 que Niemann a, pour la première fois, extrait la cocaïne des feuilles de Coca (érythroxylon coca), mais la cocaïne cristallisable est peu soluble dans l'eau, tandis que l'un de ses sels également cristallisable, le chlorhydrate, est parfaitement soluble. C'est donc à lui que l'on doit donner la préférence en thérapeutique.

Tout le monde sait que la coca, ou mieux le chlorhydrate de cocaïne, est employé par les laryngologistes pour anesthésier le pharynx et les cordes vocales. Dans la laryngite, la pharyngite aiguë, les ulcérations de l'épiglotte, la douleur est promptement calmée par la cocaïne.

Koller, de Vienne, vient tout récemment de constater que la cocaïne jouit à un haut degré de cette même propriété anesthésique locale à l'égard de l'œil. Les Docteurs Arthur Benton, de Dublin, Marcus Guine, Kœnigstein, Brettauer, Becker, citent des faits qui viennent confirmer l'opinion de Koller. A peine les expériences de Koller étaient-elles connues en France, que le Dr Trousseau publiait les résultats de sa propre pratique, résultats conformes à ceux de Koller.

Quelques jours après, le Dr Darier, chef de clinique du Dr Abadie, dans un travail inséré dans le Bulletin général de Thérapeutique du 15 Novembre 1884, nous donne le résultat des expériences de notre confrère Abadie. J'en résume ici les conclusions.

La cocaïne anesthésie complètement la cornée, trois ou quatre minutes après une seule instillation de 2 gouttes d'une solution de 2 pour 100 de chlorhydrate de cocaïne. Cette anesthésie dure de cinq à dix minutes, et peut être entretenue par de nouvelles instillations.

La conjonctive s'anesthésie plus lentement ; il faut deux ou trois instillations successives pour que l'on puisse toucher ou pincer la conjonctive sans douleur.

L'œil ainsi anesthésié, on pourra sans difficulté extraire les corps étrangers implantés dans la cornée, faire le tatouage de la cornée, etc.

Les premiers temps de l'opération de la cataracte, la pose du blépharostat, le pincement de la conjonctive par la pince à fixation, la section de la cornée, si l'on ne blesse pas l'iris, tout cela se fait presque sans douleur. La section de l'iris sera le seul temps douloureux de l'opération, et encore peut-être arrivera-t-on à anesthésier l'iris lui-même, en instillant de la cocaïne dans la chambre antérieure.

Dans l'opération du strabisme, dans les ulcères de la cornée avec photophobie, dans l'iritis, dans l'iridochoroïdite avec douleurs ciliaires, la cocaïne rendra les plus grands services.

Cette substance a la plupart des avantages de l'atropine, sans en avoir les inconvénients ; elle dilate la pupille sans paralyser autant l'accommodation ; elle pourra donc rendre de grands services dans l'examen ophtalmoscopique du fond de l'œil. — Le professeur Panas enseigne que les résultats de l'instillation de ce sel sont bien différents, s'il s'agit d'un œil sain ou tout au moins d'un œil non enflammé, ou d'un œil enflammé.

Dans l'opération de la cataracte, on peut, sans provoquer de douleur, placer le blépharostat, saisir la conjonctive, inciser la cornée. Il n'en est plus de même quand on touche à l'iris. Dans la strabotomie, toutes les manœuvres nécessitées par la recherche du muscle sont indolores, mais la préhension du muscle et la section sont douloureusement ressenties par le malade.

Ce qui est vrai pour l'œil non enflammé, l'est beaucoup moins pour un œil enflammé, l'action de l'anesthésique dans ce cas est bien moindre ; souvent elle est nulle.

Le D⁰ Dujardin-Beaumetz a fait disparaître de violentes douleurs gastro-intestinales par l'application directe d'une solution de cocaïne. La cocaïne peut être employée avec avantage chez les morphiomanes. Injectée sous la peau, elle produit des effets analogues à ceux que produit la morphine et n'en a pas les inconvénients.

En 1879 (*Gazette des Hôpitaux*, 12 Mai), un article du D⁰ Scaglia signalait la pratique du D⁰ Fauvel qui utilise l'action anesthésique de la Coca et de ses préparations dans les affections laryngo-pharyngées, et surtout dans l'angine granuleuse, où elle fait disparaître rapidement le sentiment d'ardeur et de cuisson éprouvé par les malades.

Dans la séance du 22 Février 1882 de la Société de Thérapeutique, le D⁰ Gouguenheim s'exprimait ainsi : J'ai eu l'occasion d'expérimenter plusieurs fois un médicament qui m'a rendu, en pareil cas (traitement local de la laryngite), de réels services. L'extrait de coca dissous dans l'eau, de manière à former une solution très concentrée, amène une véritable sédation.

Le D⁰ Laborde, dans une note lue à la Société de Biologie, dans la séance de Novembre 1884 et les suivantes, rappelle que déjà en 1882, dans un article intitulé la Coca et la Cocaïne, paru dans la *Tribune médicale*, 27 Octobre 1882, il avait signalé l'action anesthésique de ce médicament sur la muqueuse nasale pharyngée et laryngée, propriétés reconnues par le D⁰ Coupard, chef de clinique du D⁰ Fauvel, qui l'en avait entretenu à maintes reprises.

Dans cette même note, le D⁰ Laborde déclare que le D⁰ Coupard, en

1880, avait entrepris avec le Dʳ Bordereau, mort depuis, des expériences physiologiques à l'aide d'un sel de cocaïne préparé par eux-mêmes, le *chlorhydrate*. Il donne le résumé brut d'une de ces expériences, où les différents phénomènes signalés depuis par les Allemands, sont parfaitement décrits : il s'agit d'un cobaye du poids d'environ 320 grammes, auquel ont été injectés sous la peau 3 centigrammes de chlorhydrate de cocaïne.

Dix minutes après l'injection, ont commencé à se produire des phénomènes convulsifs généralisés, surtout cloniques avec opisthotonos revenant par accès.

On note ensuite successivement :

La perte complète du reflexe oculaire ; l'insensibilisation à la piqûre et aux pincements, alors qu'un chatouillement léger, la simple action de souffler sur l'animal, provoquent des reflexes ;

Une dilatation pupillaire très accentuée, parésie motrice du train postérieur à la suite des accès convulsifs, que l'on provoque facilement par les excitations périphériques.

Malgré le retour du reflexe oculaire au bout d'une heure environ, la cessation de la mydriase et le retour à la station normale, mais avec persistance notable de l'insensibilité générale, l'animal a succombé pendant la nuit.

Comme les ophtalmologistes, les laryngologistes reconnaissent qu'après l'application de la cocaïne ou de ses sels, l'exploration de l'organe malade, les opérations à y pratiquer deviennent plus faciles et ne présentent aucune des difficultés qui étaient si fréquentes avant l'emploi de ce médicament.

Le Dʳ Laborde rapporte des expériences faites par lui, avec le sulfate de cocaïne, et termine en disant qu'il y a dans la connaissance mieux approfondie de l'action physiologique totale et générale de cette substance, des indications d'applications d'une portée beaucoup plus étendue et plus importante.

Les applications de la cocaïne et de ses sels, chlorhydrate, bromhydrate, sulfate, se multiplient chaque jour. Ils ont été employés avec un plein succès dans deux cas de vaginisme, par les Dʳˢ Chéron, médecin à Saint-Lazare, et Cazin, médecin de l'hôpital de Berck-sur-Mer. On conseille la solution d'un de ces sels pour toucher le col trop rigide des primipares.

Il résulte des recherches de M. Duquesnel que la cocaïne, dite neutre, doit être considérée comme l'homologue de la caféine ; son point de fusion est seulement un peu différent.

Cette substance possède en outre les mêmes réactions que les mydriatiques, elle jouit enfin de la propriété de se transformer sous l'influence de l'acide chlorhydrique, en un corps nouveau, l'ecgonine, qui est à l'étude en ce moment.

Collodion. — Le Dʳ J. Rigaud étudie, dans sa thèse, un procédé thérapeutique qu'il a vu expérimenter dans le service de son maître, le Dʳ Legroux.

Dans tous les cas de points de côté chez les tuberculeux, lorsque cette douleur reconnaît pour cause les cavernes superficielles, sous-jacentes à la paroi thoracique, le collodion peut rendre de grands services et amener un prompt soulagement.

Avant d'étendre le collodion, il faut essuyer soigneusement la peau, puis faire l'application au moyen d'un blaireau. Il faut surtout que la couche soit assez épaisse pour ne pas se rompre sous les efforts de toux.

Crésotinique (Acide). — L'acide crésotinique s'obtient en soumettant les combinaisons sodées du crésol, à un courant d'acide carbonique sous l'influence de la chaleur. Ce produit possede des propriétés antifermentescibles aussi énergiques que l'acide salicylique. Administré à la dose de 5 à 8 grammes, le crésotinate de soude exerce une action antipyrétique, qui est aussi énergique et plus prolongée que celle de la quinine et de l'acide salicylique.

Croton tiglium (Huile de). — Le Dʳ Heusser écrit que dans l'anasarque scarlatineuse, la médication qui lui a donné les résultats les meilleurs et les plus rapides, consiste à faire des frictions avec un mélange d'huile de croton, 1 partie, et huile de pavot, 2 parties, sur la région des lombes.

Le plus souvent, une friction suffit pour dissiper les accidents qui menacent la vie du malade.

Si au bout de quelques jours, une attaque nouvelle de la maladie était à craindre, on reviendrait aux frictions.

A l'intérieur, M. Heusser prescrit l'esprit de Mindérérus à petites doses.

Ce dernier médicament ne peut être considéré que comme adjuvant, car votre rapporteur l'a souvent employé seul dans des cas semblables, sans retirer de son emploi grand avantage.

Cuivre (Sulfate de). — Le Dʳ Charpentier préconise le sulfate de cuivre comme antiseptique en obstétrique. Voici les conclusions de son travail lu à l'Académie :

1º Le sulfate de cuivre, employé au centième, est un antiseptique de premier ordre.

2º Absolument inoffensif pour les malades, d'un prix très modéré, de maniement facile, il joint aux avantages d'être un antiseptique très puissant, celui d'être un désinfectant pour ainsi dire instantané.

3° Qu'il soit employé sous forme d'injection vaginale ou d'injection intra-utérine, son innocuité est absolue.

4° Le sulfate de cuivre jouit de propriétés astringentes et coagulantes telles, qu'il pourra peut-être un jour être substitué au perchlorure de fer, sur lequel il a la supériorité de ne pas salir les plaies ni le linge.

5° La solution à employer doit être la solution au centième chauffée à une température de 36 à 38°.

6° L'usage de la solution peut être continué pendant les 8 ou 10 premiers jours, à plusieurs reprises dans les 24 heures, sans que cela détermine chez les malades autre chose que l'abaissement de température, la diminution de la fréquence du pouls, c'est-à-dire une amélioration rapide et incontestable.

Damiana, Turnera Species; Turneracées. — Plante du Mexique et de la Californie, employée comme aphrodisiaque et diurétique ; le turnera ulmifolia (Jamaïque) passe pour tonique et expectorant, et le Turnera opifera pour astringent ; au Brésil, son infusion est employée comme mucilagineuse, contre la dyspepsie, l'indigestion.

La Damiana est employée en Amérique contre les paralysies et les affections de la moelle épinière.

On donne cette plante en infusé (10 pour 1000) ou en teinture (1 pour 5). Nous espérons pouvoir bientôt vous fixer sur les vertus curatives de cette plante, ayant entrepris une série d'expériences qui ne sont pas encore terminées.

Digitale. — Le Dr Moutard-Martin reconnaît, avec tout le monde, l'action diurétique de la macération de digitale, mais il a rencontré, comme nous tous, des malades dont l'estomac ne supportait pas cette préparation, qui détermine souvent de la gastralgie, des nausées, et une intolérance plus ou moins rapide ; la tolérance recherchée ne s'établissant pas, il administre en lavement une macération de feuilles de digitale à la dose de 0 gr. 30 centigr. dans 200 grammes d'eau ; vers la fin du troisième jour, on observe l'action diurétique comme dans l'administration par la bouche.

Diphthérie. — Vous vous souvenez tous, Messieurs, de l'accent convaincu avec lequel notre collègue Delthil vous a fait part de ses idées sur la diphthérie, du traitement qu'il avait institué contre cette maladie ; vous avez été tenus au courant des progrès de la méthode, et grâce aux présentations qu'il nous a faites, vous avez pu juger de visu de quelques-uns des résultats heureux de cette pratique.

C'est à la combustion d'un mélange de goudron de gaz et d'essence de térébenthine, dans la proportion de 2)0 grammes de goudron pour

80 grammes d'essence de térébenthine, et de 20 à 40 grammes d'huile de Cajeput, que notre collègue a dû ses premiers cas de guérison.

Ces fumigations, qui sont renouvelées toutes les deux ou trois heures, suivant la gravité des cas, espacées ensuite suivant l'amélioration produite, constituent une médication curative à employer dans la diphthérie.

La première formule ayant été modifiée par l'auteur, voici celle à laquelle il s'est arrêté :

Dans un vase en métal ou en terre réfractaire, vase placé lui-même dans un vase plus grand ou sur un plateau métallique, mettre 50 grammes de goudron de gaz, 40 grammes d'essence de térébenthine brute ; enflammer la cuiller qui a servi à verser l'essence, puis la plonger incandescente dans le mélange.

Renouveler de 3 en 3 heures.

« Choisir une petite pièce dans laquelle le malade doit rester environ
« une demi-heure à chaque fumigation, puis il est rapporté dans sa
« chambre habituelle, où sont pratiquées d'une façon permanente des
« évaporations de térébenthine. »

Le mélange peut être additionné d'huile essentielle de citron ou de lavande.

Voici les conclusions de l'auteur :

1° La combustion de ce mélange de goudron de gaz et d'huile de térébenthine, est une médication curative à employer dans la diphthérie.

2° Ces fumigations sont dissolvantes des fausses membranes au premier chef, et l'absorption de ces poussières de charbon est parfaitement supportée.

3° Ces fumigations sont parasiticides.

4° Au début de l'affection, elles enrayent la maladie.

5° Quand l'invasion ne date que de quelques jours, elles peuvent encore la guérir.

6° Elles rendent éminemment pratique l'opération de la trachéotomie ; quand celle-ci devient la suprême ressource, elles transforment cette opération, de palliative et expectante qu'elle était dans l'immense majorité des cas, en une opération à but bien déterminé, et elles en facilitent le succès.

7° Ces fumigations protègent ceux qui approchent les malades ; par leurs propriétés parasiticides, elles éloignent la contagion ; elles peuvent servir encore à désinfecter les écoles, les asiles, les établissements publics.

8° Ces fumigations sont tout à fait inoffensives par elles-mêmes, et n'incommodent en rien les personnes qui soignent les malades.

Ditaïne. — Principe actif obtenu de l'écorce de l'Alstonia Scholaris (Apocinées); plante employée à Java sous le nom d'écorce de Dita. Cette écorce renferme deux alcaloïdes isomères, la ditamine et la ditaïne, tous deux solubles dans l'éther. L'action de ces deux alcaloïdes est analogue à celle du curare. — Très vénéneuse. (Delpech.)

Eau très chaude. — Le Dʳ S. Gordon (*The New-York medical Journal*, 19 Avril 1884) conclut de la façon suivante dans un travail sur son traitement spécial de la gonorrhée :

En l'espace de 3 à 5 jours, la grande majorité des cas de gonorrhée, aussitôt qu'ils sont déclarés, sera guérie par l'emploi en injections, de l'eau aussi chaude que le malade pourra la supporter, répété trois fois en 24 heures.

Eau (Usage de l') en obstétrique. — L'emploi de l'eau contre les hémorrhagies post-partum n'est pas nouveau, mais cet emploi n'est pas encore fixé. Doit-on employer l'eau chaude ou l'eau froide ? Les avis sont encore partagés, et il n'est pas inutile de présenter les différentes opinions qui se sont produites ; Schwartz (*Cent. für Gynak.*, 19 Août), et Graefe (*Cent. für Gynak.*, 24 Mai 1884), adressent aux injections d'eau chaude, deux reproches principaux. Quand la température de l'eau n'est pas assez élevée, les injections, loin de provoquer les contractions, amèneront le relâchement des fibres utérines. Au contraire, si la température de l'eau est trop élevée, elles peuvent produire une paralysie irrémédiable de l'utérus. (Graefe.)

Il résulte des faits cliniques que l'eau chaude, pas plus que l'eau froide, ne sont des moyens infaillibles pour arrêter les hémorrhagies utérines ; l'un et l'autre échoueront dans des proportions difficiles à établir. Toutefois, si nous en croyons le témoignage d'hommes très compétents (Althill, Farguar, Richter, Runge, Weston), si nous consultons les résultats obtenus dans son service à la Maternité, par le Dʳ Tarnier, où, depuis un an, on emploie ce moyen exclusivement et sans que jamais il y échoue, il semble que l'avenir doive appartenir aux injections d'eau chaude. La théorie et la clinique plaident en sa faveur.

Toutefois, dans certains cas rebelles, l'expérience a appris que la succession rapide de ces deux moyens opposés, pourra fournir des résultats heureux, que vraisemblablement on n'aurait pas obtenus par leur emploi séparé. L'eau chaude survenant brusquement après l'eau froide (Graefe, Runge, Bloch,) ou réciproquement (Dʳ Schwartz), l'effet sera rendu plus énergique (Dʳ Auvard, *Bulletin général de Thérapeutique*, 15 Juillet 1884.)

Eau chargée d'oxygène. — Le Dr Dujardin-Beaumetz a fait à la Société de Thérapeutique, une communication intéressante sur l'eau chargée d'oxygène et ses emplois en thérapeutique. MM. Brin frères obtiennent l'azote et l'oxygène en les puisant dans l'air libre, Ils se servent de la baryte qui absorbe l'oxygène, ce qui permet d'obtenir l'azote, et la baryte rend ensuite l'oxygène. On peut ainsi utiliser indéfiniment la baryte sans qu'elle subisse de modifications. C'est avec cet oxygène, obtenu à un prix relativement faible, que MM. Brin frères chargent sous pression, de l'eau dans les syphons, de la même façon que les syphons d'eau de Seltz. On peut ainsi charger d'oxygène, des syphons contenant de la limonade tartrique, du vin, de l'eau, etc. On peut aussi obtenir de l'eau chargée d'ozone.

Cet ozone est obtenu en faisant passer le courant d'oxygène à travers des étincelles déterminées par une forte machine électro-dynamique.

J'ai employé, dit M. Dujardin-Beaumetz, dans mon service, exclusivement l'eau chargée d'oxygène. Je la donne au même titre que l'eau de Seltz, et je fais couper le vin, le lait avec cette eau ainsi chargée d'oxygène. Notre savant confrère n'a jamais observé d'accident du côté de l'estomac ; quelques malades ont un peu de dégoût de cette eau, qui est fade, et n'a pas le piquant de l'eau gazéifiée par l'acide carbonique. Dans le diabète, le même observateur n'a obtenu que peu ou point d'action.

Il se demande, en terminant sa communication, si cette eau peut modifier les fermentations au même titre que l'eau oxygénée, et, cela étant, si on ne pourrait pas appliquer ces eaux oxygénées à ces fermentations exagérées, qui se développent dans le tube digestif, et sur lesquelles le professeur Bouchard a insisté, il y a peu de temps, basant sur ces fermentations et les alcaloïdes qui en découlent, tout un ensemble symptomatique auquel il a donné le nom de *stercorémie*.

Eau oxygénée. — De nombreuses observations cliniques ont démontré l'efficacité de l'eau oxygénée dans la curation des plaies, des abcès ; dans le lavage des cavités kystiques, dans la purulence des plaies, dans la diphthérie, la blennorrhagie, etc.

Notre sympathique Secrétaire, le Dr Larrivé, vous a prouvé son action curative dans les diarrhées rebelles de Cochinchine.

Notre collègue nous a lu un travail très intéressant, dans lequel il propose l'eau oxygénée contre le choléra ; l'eau oxygénée, se décomposant instantanément au contact des muqueuses en eau et en oxygène, rend ainsi à l'économie ce qui lui manque ; elle agit également comme désinfectant très énergique.

M. le Dr Landolt, qui a employé le peroxyde d'hydrogène en ophthal-

mologie, a publié les résultats de sa pratique dans les Arch. d'opht.,
II, p. 985.

Eau ozonisante.—Il a été observé par le Dr Onimus que, pendant
la dernière épidémie, on n'a pu constater nulle part à Marseille, de réaction ozonométrique, sauf à la gare où l'on use de lumière électrique ;
les observations d'Onimus, de Bœckel (de Strasbourg), en 1854 et 1855,
du Dr Courtout à Thann, de Berigny à Versailles, du Dr Hunt à Lon-
dres, ont montré la relation intime qui se manifeste entre la diminution d'ozone et l'augmentation de l'intensité cholérique.

Le Dr Bremont fils, devant la difficulté que l'on éprouve à produire
artificiellement de l'ozone, et ayant remarqué que par les vapeurs té-
rébenthinées, on pouvait mettre l'économie en possession de ce gaz, est
arrivé à fabriquer l'ozone d'une façon très simple et peu coûteuse. Au
moyen du pulvérisateur Mathieu, on poudroie l'essence de térébenthine
par la vapeur d'eau, et l'air se charge d'ozone, ce que les papiers réactifs démontrent d'une façon évidente.

On peut encore, savons-nous, produire de l'ozone dans une chambre
de malade, en faisant évaporer dans une cupule en porcelaine plon-
gée dans un bain-marie, du baume du Commandeur, ou de la Mecque,
dans la proportion de 15 parties de baume pour 500 d'eau.

Emplâtre salicylé. — Traitement de la kératodermie par l'emplâtre salicylé.

Le Dr G. Thin rapporte dans le *British medical Journal* de Décembre
1883, quatre cas dans lesquels il a employé, avec le plus grand succès,
l'emplâtre salicylé à la gutta-percha, contre l'épaississement de la peau
des mains et de la plante des pieds. On doit laisser l'emplâtre cons-
tamment appliqué sur les parties malades, et ne le changer que tous
les trois ou quatre jours. Après un certain temps, la couche cornée de
l'épiderme tombe, et laisse au-dessous d'elle un épiderme de nouvelle
formation, rose et délicat. Quelques mois après, il peut être nécessaire
de faire une seconde application ; mais, dans beaucoup de cas, une
seule application suffit pour produire une amélioration réelle qui dure
longtemps.

F. Vigier préconise, dans la *Gazette hebdomadaire*, un topique
contre les cors dont l'acide salicylique fait la base; son efficacité nous
a été plusieurs fois démontrée. La formule est celle-ci :

Acide salicylique..........................	1	gram.
Extrait alcoolique de Cannabis Indica.......	0 gr. 50	centig.
Alcool à 90°...............................	1	gram.
Ether à 62 degrés	2 gr. 50	centig
Collodion élastique	5	gram.

f. s. a, un mélange que vous conserverez avec soin dans un flacon bien bouché.

Tremper un pinceau ou le bout d'une allumette dans le liquide ; on le passe à plusieurs reprises sur la partie cornée, on renouvelle cette opération tous les deux jours pendant une semaine, et quelques jours après, le cor s'enlève avec la plus grande facilité, sous la pression du doigt, ou à la suite d'un bain de pieds.

Entorse (Modification dans le traitement de l'). — Dans le traitement de l'entorse, Marc Sée donne la préférence à la bande élastique. C'est la seule méthode qui réponde aux deux indications à remplir :

1° Provoquer la résorption la plus rapide du sang extravasé autour de l'articulation (lésion qui tient sous sa dépendance, tous les autres symptômes, douleur, gonflement, gêne des mouvements, etc.)

2° Favoriser, par une immobilisation réelle, la cicatrisation des ligaments broyés des parties rompues.

La bande élastique doit être appliquée sur la peau même, en ayant soin, toutefois, de combler d'ouate les méplats, les dépressions normales qui abondent dans les régions articulaires, et de rendre ainsi la pression uniforme sur tous les points. (*Courrier médical.*)

Ergotine. — Le Dr Arnoldow (*Union médic. du Canada*) rapporte l'observation d'un malade atteint d'hémoptysie et présentant des menaces de délirium tremens. Le chloral avait été donné contre l'insomnie, sans qu'aucun résultat ait été obtenu. Après l'emploi de l'ergotine, non seulement l'hémorrhagie cessa, mais les symptômes d'alcoolisme aigu retrocédèrent. Ce résultat heureux engagea l'auteur à recourir à l'ergotine dans d'autres cas de *mania a potu*, et dans tous, le délirium tremens fut rapidement enrayé par l'emploi de ce médicament.

Le Dr Bauwens (*Bull. de l'Acad. de méd. Belge* 1884) préconise l'emploi de l'ergotine, soit à l'intérieur, soit en injection hypodermique dans le goître, réservant le traitement iodé pour les goîtres endémiques et scrofuleux.

L'ergotine est utile dans toutes les autres espèces de goîtres. Dans les goîtres kystiques, l'ergotine agit, comme la teinture d'iode, par action mécanique, en provoquant une inflammation suppurative.

On fait, tous les 3 ou 4 jours, une injection de 1 à 2 grammes de la solution suivante :

> Ergotine.............................. 5 grammes.
> Eau distillée............................. ⎱
> Glycérine................................ ⎰ āā 7 grammes.
>   m. s. a.

Ce mode de traitement compte huit succès sur huit cas.

Erythrina corolladendron. (Légumineuses). — Plante originaire du Brésil.

Elle est d'un emploi usuel dans ce pays comme hypnotique et sé-
datif du système nerveux. Elle a été étudiée expérimentalement par
M. Bochefontaine, et cliniquement par le D' Rey, médecin de l'asile de
Ville-Évrard.

Les injections hypodermiques d'extrait (2 grammes), dissous dans
l'eau, déterminent chez l'animal des phénomènes d'engourdissement,
de faiblesse, qui se terminent par la mort au bout de 7 à 8 heures, si
l'animal est jeune et peu robuste.

Le D' Rey, avec 0 gr. 50 centigr. d'extrait, obtient dans la folie avec
agitation et insomnie, quelques heures de sommeil ; en donnant cette
dose deux ou trois fois la nuit, de 2 en 2 heures, on a obtenu un sommeil
calme.

M. Rey conclut que ce médicament peut être utile, mais ce n'est pas
un médicament de premier ordre.

Erygeron Canadense (Synanthérées).— Cette plan'e paraît agir
comme diurétique, tonique et astringente ; elle produit de bons effets
dans l'hydropisie, la diarrhée, la dysenterie, les hémorrhagies, dans la
période avancée de la fièvre typhoïde, etc.

L'essence d'Erygerum, huile volatile, jaune clair, d'odeur herbacée
sui generis, de saveur âcre et brûlante, a servi à falsifier l'huile essentielle de menthe. Insoluble dans son propre poids d'alcool à 85°, elle est
employée en Amérique comme hémostatique à la dose de 5 à 10 gouttes en potion ; on donne la plante en infusion (30 grammes pour 1,000
d'eau) ; en poudre, à la dose de 0 gr. 10 à 0 gr. 20 centigr. toutes les
heures.

C'est notre collègue M. Ferd. Vigier qui, le premier, a donné les
moyens de séparer l'huile essentielle d'érygeron des autres essences,
dans la falsification desquelles on l'a fait entrer ; c'est encore lui qui a
donné, d'une façon claire et précise, les modifications subies par cette
essence avec les différents réactifs, les doses pharmaceutiques et le
mode d'emploi de cette plante.

Ether. — L'éther a été employé en injections, pour détruire les loupes, par M. Vidal. L'éther enflamme le contenu du kyste, et amène la
suppuration de la poche. L'injection se fait chaque jour, à la dose de
six gouttes (10 dans les loupes de grande dimension).

On arrête les injections dès que l'on voit la tumeur devenir lisse et
rouge, et qu'elle donne au malade une sensation pénible de battements.
On perce la base de la tumeur, et par l'orifice de la piqûre, sort un jet de

pus et de liquide séreux, puis la matière du kyste s'élimine sous la forme d'une masse vermicellée, blanchâtre : en 15 ou 20 jours, la guérison est obtenue.

L'éther en injections sous-cutanées a été employé avec succès par le Dr Moutard-Martin contre l'algidité et les crampes du choléra. Le Dr Barth emploie les injections d'éther dans la pneumonie chronique, chaque fois qu'il y a menace d'asphyxie. Le Dr Féréol a recours à ces injections, chaque fois qu'il constate un affaiblissement très prononcé, consécutif à une hémorrhagie, à une fièvre typhoïde, etc.

L'anesthésie par voie rectale s'obtient au moyen de l'éther. Elle supprime la période d'excitation, permet de doser strictement la quantité d'éther administré, de réduire à son minimum cette quantité, et elle laisse la place libre au chirurgien pour les opérations ; cependant, au moment où l'anesthésie commence, il est bon de faire faire au malade quelques inhalations d'éther par voie respiratoire.

Pour obtenir une anesthésie profonde avec une dose d'éther très faible, on introduit dans le rectum, un tube en caoutchouc que l'on met en rapport avec un flacon d'éther, plongé dans un récipient contenant de l'eau à 40 ou 60 degrés. Le Docteur Daniel Mollière rapporte, dans le *Lyon médical*, cinq observations relatives à ce mode d'éthérisation, qu'il a employé sur la recommandation d'un confrère danois, le Docteur Axel Yversen (Copenhague).

Ethérodine. — Le sirop d'éther ne contenant qu'une faible proportion du principe actif, l'éther sur un morceau de sucre irritant la muqueuse buccale, et s'évaporant trop facilement, on avait recours à l'élixir éthéré de Bonjean, lorsqu'on voulait prolonger l'effet de ce médicament, M. Dannecy propose le mélange suivant : Alcool légèrement aromatique (menthe, anis) à 80° : 400 grammes ; sirop de sucre préparé par simple solution à froid : 500 grammes ; éther sulfurique absolument pur : q. s.

Ces trois liquides sont introduits successivement dans un flacon à sirop d'éther, et le tout est agité avec soin.

Après quelques heures de repos, l'opération est terminée, et le liquide, liqueur d'éther parfaitement limpide, est mis en flacons et conservé pour l'usage.

Ce mélange constitue une liqueur très agréable et riche en éther.

Euphorbia pilulifera. — Plante herbacée d'Australie, expérimentée en Angleterre contre l'asthme et les maladies chroniques des bronches; elle agit surtout sur le symptôme dyspnée. On fait bouillir 15 grammes de la plante fraîche dans deux litres d'eau que l'on réduit

— 33 —

par l'ébullition à un litre; on laisse refroidir et l'on ajoute un peu d'alcool pour prévenir la fermentation.

Un verre matin et soir, et même à midi, en teinture, à la dose de 10 gouttes.

Tonique et légèrement narcotique, irritant de la muqueuse stomacale.

Faham, *Anagrecum fragrans* (Orchidées). — Thé de l'Ile-Bourbon; feuilles grandes, allongées, d'odeur suave, elles contiennent de la coumarine. On les emploie en infusion comme le thé, de 10 à 20 grammes par 1000 grammes. Une petite pincée de ces feuilles, sur laquelle on verse une tasse d'eau bouillante, sert dans la médecine populaire, dans tous les cas de dysménorrhée : cette plante est aussi employée dans nos colonies que chez nous, dans des cas semblables, l'est notre plante indigène si connue, l'Armoise.

Fièvre jaune (Vaccination contre la). — M. Domingos Frère, professeur à Rio-Janeiro, a communiqué aux Académies des Sciences et de Médecine de France, ses expériences qui ont abouti à la découverte du microbe de la fièvre jaune, et à son atténuation par la culture. Pour ses expériences, il s'adjoignit un jeune vétérinaire français, de l'école de Lyon, M. Rebourgeon, qui n'hésita pas à se faire inoculer le virus atténué, et qui, dans la séance du 8 Novembre 1884, à la Société de Biologie, est venu témoigner des effets de cette inoculation.

Quelques heures après l'inoculation, ce hardi expérimentateur a ressenti des douleurs sus et intra-orbitaires ; les articulations étaient douloureuses ; température 39°,4; au bout de quarante-huit heures, tous ces symptômes avaient disparu.

Inoculé à des animaux, ce virus atténué les rend tristes, malades, la température s'élève ; le quatrième jour, tout rentre dans l'ordre, l'animal est guéri.

Sur cinquante ouvriers inoculés, travaillant incessamment au milieu d'un foyer absolument infecté, où toujours dix hommes étaient atteints sur trente, tous ont, jusqu'à ce jour, résisté à la maladie, sauf cependant quatre ou cinq hommes vaccinés avec la lancette, ce qui n'est pas suffisant, car on ne se met pas ainsi complètement à l'abri des causes d'insuccès.

L'inoculation à l'aide de la seringue de Pravaz est préférable; aucun des ouvriers sur lesquels elle a été employée, n'a été atteint du vomitonegro. Combien de temps dure l'immunité conférée par cette inoculation du virus atténué ? On ne le sait pas encore. Les communications ultérieures de M. Domingos Frère compléteront ces premiers renseignements.

8.

Gaïac (Teinture de). — Le Dr Postdamer, de Philadelphie, propose la teinture de Gaïac pour combattre l'angine tonsillaire et la pharyngite. A la dose d'un centimètre cube et demi, toutes les quatre heures, on peut faire cesser l'inflammation ; administrée au début de l'attaque, cette teinture la fait presque toujours avorter. — Ses conclusions sont que cette teinture fait disparaître instantanément la douleur; que la déglutition devient facile, que le gonflement diminue; que l'amélioration est très marquée dès le quatrième jour du traitement.

Galvano-caustique contre l'ozène. — Notre collègue le Dr G. Desarènes préconise avec raison la galvano-caustique chimique dans le traitement de la rhinite chronique ; ces cautérisations des parties malades, répétées à quelques jours de distance, lui ont toujours donné d'excellents résultats; surtout dans les cas d'ulcération des fosses nasales, on obtient une cicatrisation rapide: la cautérisation n'est pas douloureuse.

Les tumeurs adénoïdes du pharynx sont justiciables de ce traitement.

Glycérine. — M. le professeur Trastour emploie avec avantage les vapeurs de glycérine, toutes les fois qu'il existe une toux pénible et fatigante. Il suffit de placer 50 à 60 grammes de glycérine dans une capsule de porcelaine, et d'évaporer au moyen d'une lampe à alcool. Ces évaporations sont très précieuses dans la phthisie, et bon nombre de malades en retirent un soulagement notable. (*Gazette Médicale de Nantes.*)

Gurjum (Baume de). — Le Docteur Vidal, de St-Louis, considère le baume de Gurjum ou Gurjun comme le meilleur topique qu'on connaisse pour amener la guérison des ulcérations *lépreuses*. On s'en sert sous forme d'une émulsion :

Baume de Gurjum..........} ᾱᾱ
Eau de chaux...............} parties égales

On étend cette émulsion sur des plumasseaux de charpie, avec lesquels on panse les ulcérations lépreuses.

Hamamelis virginica (Witch Hazel). — C'est un médicament populaire en Amérique. Nous conseillons d'employer ce médicament sous forme de teinture préparée suivant les règles de la pharmacopée française. Teinture de feuilles à 1 pour 5 ; pour l'usage interne de 5 à 20 gouttes par jour; teinture d'écorces de 1 pour 20 pour l'usage externe en compresses, en lotion, pure ou étendue d'eau suivant le besoin.

Cette substance est décongestive, sédative; elle régularise la circulation, en agissant sur le système vaso-moteur dilatateur et constricteur; c'est ce qui explique ses propriétés hémostatiques, son action dans les stases sanguines, dans les dilatations variqueuses profondes ou superficielles.

Ce médicament doit être donné avec prudence, des troubles de la circulation ayant été observés par votre rapporteur, dans plusieurs cas où la dose de 20 gouttes par jour avait été dépassée. Les premiers phénomènes observés sont des troubles généraux : pandiculation, hypersécrétion de salive, de mucus nasal, de larmes, la vue se voile, les jambes sont brisées ; sueurs glacées ; puis les troubles circulatoires apparaissent ; pouls petit, souvent très difficile à sentir ; intermittences fréquentes ; les battements du cœur, fréquents et précipités, s'arrêtent tout à coup ; les bruits du cœur ne s'entendent souvent qu'avec peine ; le malade a des tendances à la syncope.

Les excitants diffusibles viennent facilement à bout de ces accidents.

Hippurate de Soude. — Garrod, ayant démontré, par de nombreuses observations, que l'hippurate de soude opère facilement la décomposition de l'acide urique, le docteur Bon a proposé d'utiliser cette propriété, et d'administrer l'hippurate dans les affections caractérisées par un excès d'acide urique dans l'économie.

Voici les formules dont on se sert :

Hippurate de soude.......	5 gr. 15.	solution.
Carbonate de lithine......	1 gr. 55.	4 cuillerées par jour
Glycérine................	15 gr.	
Eau distillée de cannelle.	240 gr.	

Autre :

Hippurate de soude.......	7 gr.	
Chlorate de potasse.......	1 gr. 50	de 4 à 6 cuillerées par
Sirop simple.............	24 gr.	jour.
Eau de Menthe.....	180 gr.	

Hoang-nan. — Le hoang-nan est un remède tonkinois, prescrit dans ce pays, contre la rage et certaines affections cutanées ; d'après M. Barthélemy, grâce à ce remède, jamais on n'observe de décès après la morsure d'un chien enragé.

Ce médicament doit être administré à doses croissantes, et autant que possible, dans la période d'incubation.

Dans les cas de rage confirmée, il faut s'adresser aux hautes doses.

Strychnos gautheriana (Logoniacées) réputée dans le Tonkin comme écorce précieuse contre la lèpre et la rage ; elle renferme de la strychnine, de la brucine, de l'igasurine.

La brucine y est prépondérante.

L'extrait alcoolique d'Hoang-Nan est d'un jaune orange, très amer, soluble dans l'eau, il agit comme la brucine et la strychnine ; il contient également un agent comparable à la curarine par ses effets physiologiques. (Delpech.)

Huile phosphorée. — L'huile phosphorée au 300e dont, matin et soir, on imbibe les bas au niveau des cors, fait disparaître, en quinze ou vingt jours, cette substance cornée, si pénible parfois.

Huile de foie de morue. — Le Dr Szerlecke, de Mulhouse, obtient un succès rapide et complet en administrant, deux fois par jour, un lavement avec six cuillerées à bouche d'huile pure de foie de morue contre les ascarides vermiculaires. Il y a de longues années que le Professeur Trousseau avait indiqué ce moyen.

Hydrargea arborescens. — Plante qui croît dans le centre et le sud des États-Unis. MM. Edon et Green lui attribuent une action favorable dans les affections rénales calculeuses.

La racine seule est employée. — Aromatique, piquante au goût, elle contient de l'albumine, de l'amidon, de la résine et des sels. — (*Revue de Thérapeutique*, 1884, no 5.)

Hydrastin. — Extrait alcoolique résineux, fluide, obtenu de l'hydrastis canadensis. Cette racine contient aussi de la Berberine.

Préconisé comme laxatif cholagogue à la dose de 0 gr. 10 à 0 gr. 30, il est aussi considéré, à doses plus faibles, comme le véritable succédané de la Quinine dans les fièvres intermittentes. Cette substance a une action très manifeste sur les troubles fonctionnels de l'appareil utéro-ovarien, et sur les anomalies de la menstruation.

A la suite de l'administration de l'hydrastis canadensis, ou de son alcaloïde, l'hydrastine, les battements du cœur sont ralentis ; après de fortes doses, survient parfois de l'arythmie ; le ralentissement qui suit une dose moyenne, cesse si les nerfs vagues sont coupés ; il n'en est pas de même de l'arythmie et du ralentissement qui succèdent à des doses fortes.

Cette plante est désignée aussi sous le nom de Racine jaune, Racine orange, en raison des propriétés tinctoriales de son rhizôme.

Injections intra-veineuses dans le choléra. — Suivant le professeur Hayem, les solutions alcalines ainsi administrées, paraissent être actuellement le moyen le plus rationnel à opposer aux graves phénomènes de la période de collapsus algide et asphyxique.

La formule à laquelle il donne la préférence est la suivante :

Eau distillée ...	1 litre.
Chlorure de sodium pur	5 gr.
Sulfate de soude pur.	10 gr.

Cette solution, bien filtrée, est portée au bain-marie à 38°. La dose injectée est, pour les adultes, de deux litres et demi. L'injection est faite, en douze ou quinze minutes, par une pompe spécialement construite pour cet usage. Chez les adultes non alcooliques, chez les enfants, ces injections produisent des effets très remarquables ; quelques-uns de ces malades, voués à une mort certaine, ont été rapidement guéris.

Les phénomènes qui suivent l'injection sont : un frisson parfois intense, puis, au retour de la chaleur périphérique, la cessation des crampes, le calme et souvent le sommeil.

Après cette réaction aiguë, le malade entre souvent immédiatement en convalescence. Une transfusée le 13 novembre, a pu quitter l'hôpital St-Antoine le 15, parfaitement remise.

La grossesse n'est pas une contre-indication. La plaie veineuse s'est toujours comportée comme une piqûre de saignée.

Le professeur Hayem est persuadé qu'il y aurait un intérêt de premier ordre à utiliser ces injections, dès le début de la période algide. Sur 100 transfusées, il y a eu 20 guérisons, 5 cas douteux.

Iode (*Teinture d'*). — Le Dr Séjournel, dans un mémoire inséré dans le Bulletin de la Société de Thérapeutique, préconise l'application directe de la teinture d'iode dans la laryngite coqueluchoïde. Au moyen d'un pinceau courbe, muni d'une longue hampe, on badigeonne le fond du larynx et l'orifice de la glotte. Dans toutes ses observations, les premières applications modifient profondément la toux, qui disparaît rapidement.

Le succès assuré et prompt de l'attouchement de la muqueuse pharyngo-laryngienne dans les stranguries, les inflammations, les toux incessantes, avec les solutions de cocaïne et de ses sels, rendra de moins en moins nécessaires les cautérisations avec la teinture d'iode, cautérisations souvent très douloureuses et qui n'étaient pas toujours sans danger.

Iodoforme.

Iodoforme pulvérisé......................	20 grammes.
Acide phénique.......................	0,10 à 0,20 cent.
Glycérine...........................	80 grammes.
Eau distillée.........................	20 grammes.

Cette injection antiseptique est supérieure, suivant Campana, à toutes les autres injections dans la blennorrhagie aiguë.

La maladie s'améliore rapidement.

  Vaseline.. 10 grammes
  Iodoforme finement porphyrisé................ 1 ou 2 gr.

Telle est la formule dont le Dr Galezowski vante la prompte efficacité, comme antiseptique et comme déterminant la rapide réparation des tissus nécrosés ou ulcérés.

Il l'emploie dans les ulcères rongeants de la cornée.

Les injections hypodermiques d'une solution concentrée d'Iodoforme dans l'éther, ont donné au Dr J. Lemaistre, professeur d'anatomie à l'Ecole de Limoges, les résultats les plus prompts et les plus satisfaisants dans le goître ; il pousse l'injection jusqu'au milieu de la glande hypertrophiée.

Le Dr Thiroux-Duplessis, qui fut son élève, rapporte, dans sa thèse inaugurale, les observations qu'il a recueillies dans le service de son professeur.

L'emploi de la gaze iodoformée est supérieur à celui de la gaze phéniquée dans les grandes opérations.

Ipéca. — L'Ipéca donné à la dose de 0 gr. 25 cent., à deux ou trois reprises et à 30 minutes d'intervalle, est un des meilleurs moyens qu'on puisse employer contre la rigidité du col utérin.

Ce médicament est encore une ressource précieuse dans les cas où l'on a affaire à des contractions excessivement douloureuses, mal coordonnées, dont l'effet utile n'est pas le moins du monde en rapport avec l'intensité de la souffrance accusée par la patiente. (*Médical Record.*) Dans ces cas le chloroforme en inhalations remplit ce but plus promptement et plus complètement ; mais on doit penser aux cas où le chloroforme ne pourrait être donné.

Iridin. — Le Dr Gueneau de Mussy donne tous les soirs, dans les cas de vomissements incoercibles dans la grossesse, une des pilules suivantes :

  Iridin... 0 gr. 20 centigr.
  Conserve de roses...................... q. s.

Pour une pilule.

L'Iridin n'étant pas un évacuant, mais un cholagogue, on administre le lendemain matin un purgatif salin.

Ispaghla. — Graines d'Ispaghla ; Plantago recumbens, Plantaginées. — Graines de l'Inde, semblables au Psyllium, très légères ; 150 graines pèsent 0 gr. 20 cent ; donnant beaucoup de mucilage. Employées comme antidiarrhétiques. Mélangées avec le sucre, elles constituent un régal pour les Chinois. (*Delpech.*)

Jaborandi. — Le Dr Guéneau de Mussy a lu à la Société de Thérapeutique un travail très intéressant sur le traitement de l'urticaire chronique chez les arthritiques, par le jaborandi à petites doses fractionnées.

La formule des pilules est :

Poudre de jaborandi.............. } āā 0,10 centigr.
Extrait de Gaïac................ }
Benzoate de lithine..............   0,20 centigr.

Pour une pilule.

2 pilules en vingt-quatre heures en augmentant progressivement jusqu'à quatre.

Le traitement peut être continué plusieurs mois.

Juglans cineréa (Butter nut, oil nut, noix à beurre, noix à huile). — La seconde écorce, surtout celle de la racine, est la partie la plus active ; on l'emploie sous forme de décoction, ou d'extrait résineux (Juglandin) comme succédané de la rhubarbe. Ce médicament combat la constipation habituelle, et surtout la dysenterie, pour le traitement de laquelle il a conquis une grande réputation. Associé au calomel, il a été employé dans les fièvres intermittentes, ou dans les affections compliquées de congestion des viscères abdominaux.

L'extrait résineux se donne à la dose de un à deux grammes comme purgatif, et de 0,30 cent. à 0,65 centigr. comme laxatif. L'extrait fluide se donne à la dose de 4 à 8 grammes.

Cette purgation est douce et n'occasionne ni chaleur, ni irritation consécutives.

Kaïrine. — Le Docteur Queirolo (*Gazz. degli Ospetali*, 1884) a entrepris une série d'observations dans le but d'étudier l'action de la kaïrine, employée par voie hypodermique. L'auteur s'est servi de solutions variant de 0,10 à 0,50 pour un verre d'eau. Dans cette proportion, la kaïrine n'est pas soluble à froid, mais en chauffant, on obtient une dissolution parfaite qui se maintient encore à 34° ou 35°, température à laquelle il faut l'employer.

Voici les conclusions de l'auteur :

1° L'injection de dix centigrammes donne un abaissement de température de quelques dixièmes de degrés qui disparaît en une heure ;

2° Vingt centigrammes produisent au maximum un abaissement de 7 dixièmes de degré, commençant au bout d'une demi-heure et d'une durée de deux heures environ ;

3° Trente centigrammes produisent un abaissement qui peut aller à 15° commençant après une demi-heure et disparaissant après 2 heures.

4° L'injection de cinquante centigr. a provoqué un abaissement de 1°
à 2°4 commençant très rapidement et durant de 2 à 3 heures.

5° L'injection de 1 gr. a donné un abaissement variant de 2°7 à 3°3
une fois, la chute a été de 5° (de 40°5 à 35°5.)

L'abaissement commence rapidement, atteint son maximum en 2
heures et disparaît au bout de 5 h. 1|2.

Le pouls diminue proportionnellement à la température.

L'opération n'a été le sujet que d'une très légère douleur, rapidement
disparue même avec les doses les plus fortes.

De tout ce qui précède, l'auteur conclut :

1° La kaïrine employée par voie hypodermique produit un abaissement de température plus rapide, plus durable, plus grand, que lorsqu'elle est prise par voie interne.

2° Pour obtenir cet abaissement, la voie hypodermique ne demande
des doses ni aussi fortes, ni aussi fréquentes que la voie interne.

3° L'administration par la voie hypodermique est exempte de tout
inconvénient général.

Kawa-Kawa. — Poivre enivrant des Océaniens (Piper méthisticum
— Pipéracées). — Employé comme sudorifique et anti-gonorrhéique, il
renferme le méthistène, substance neutre, cristalline, et la kawaïne,
résine molle, jaune verdâtre, très aromatique, de saveur âcre et piquante. Cette résine paraît être la partie active du kawa-kawa.

Kola. — M. Dujardin-Beaumetz présente à la Société de Thérapeutique, des noix ou graines fraîches et sèches de Kola (Sterculia acumi-
nata), plante originaire des régions tropicales d'Afrique. Sa saveur est
sucrée, puis astringente et amère. Elle renferme une forte proportion
de caféine, une petite quantité de théobromine, du tannin et de la glu-
cose. On la considère au Soudan comme tonique et aphrodisiaque : les
indigènes l'emploient comme masticatoire, ou en infusion, après l'avoir
torréfiée et pulvérisée.

Le Dr Dujardin-Beaumetz en a obtenu d'excellents résultats dans la
diarrhée chronique, dans les affections cardiaques à la période de dépression. Ce médicament, agissant comme le café et la caféine, est un
tonique du cœur et un diurétique. On peut l'employer dans un grand
nombre d'affections adynamiques. On se sert de l'infusion de graine de
kola torréfiée (15 grammes pour une tasse d'eau) ou de l'élixir ou teinture de kola non torréfiée, à la dose d'une cuillerée à dessert ou à bouche.

On prépare avec la kola un vin et un alcoolature.

Nos dernières expériences nous permettent d'affirmer que c'est un
aphrodisiaque des plus sûrs et des plus puissants.

Ce médicament n'a aucune action sur la fièvre intermittente.

Lait (*Examen extemporané du*). — Le Dr Paul Hélot a communiqué à la Société de Médecine de Rouen (10 Novembre 1834) un procédé rapide pour s'assurer de la bonne qualité du lait d'une nourrice. « Considérant qu'un enfant de trois mois, nourri exclusivement par une nourrice, bien portant, digérant bien, gagne chaque jour 25 grammes, j'en conclus que le lait qu'il absorbe est de bonne qualité. C'est sur un grand nombre d'examens pratiqués dans ces conditions, que j'ai cherché à déterminer le rapport numérique des gouttes de bon lait à celui de l'eau distillée à 15°, et j'ai trouvé que sous le même volume, avec le même compte-gouttes, le lait devait fournir 35 gouttes quand l'eau distillée en donne 30. »

« J'ai pu remarquer, dit l'auteur, de très bons résultats avec du lait donnant jusqu'à 39 et 40 gouttes, tandis qu'au-dessous de 33, je le considère comme mauvais, car il n'offrait dans ces conditions ni cliniquement, ni physiquement, les qualités requises. » Nous disons donc avec l'auteur : « Dans un compte-gouttes d'une capacité déterminée, le nombre des gouttes d'eau distillée à 15° est à celui du lait de femme : : 6 : 7. »

Tableau indiquant le rapport numérique d'un même volume d'eau distillée à 15° et de lait de femme encore chaud :

Eau distillée à + 15°	*lait*
25 gouttes...	29,1 gouttes
26 »	30,3 »
27 »	31,5 »
28 »	32,6 »
29 »	33,8 »
30 »	35. »
31 »	36,1 »
32 »	37,3 »
33 »	38,5 »
34 »	39,6 »
35 »	40,8 »

Tous les compte-gouttes gradués, toutes les petites seringues, toutes les burettes graduées peuvent être utilisés ; l'auteur conseille la seringue de Pravaz parce qu'elle est dans toutes les mains. Le mieux sera de choisir le milieu de la tétée, et non seulement on examinera le lait des deux seins, mais on pèsera l'enfant avant et après la tétée.

On se servira d'une seringue de Pravaz sans aiguille, que l'on tiendra verticalement, l'extrémité étant bien essuyée ; le jeu du piston doit être libre et les gouttes tomber une à une ; pour cela le piston doit être poussé lentement et doucement.

Ce procédé extemporané est suffisamment positif pour la pratique courante et vaut mieux que celui qui consiste à examiner une goutte de lait sur son ongle ou projetée sur les vitres.

Manaca (*francisca uniflora* ; scrofulariées.) — Arbre du Brésil et de l'Amérique centrale. On emploie surtout la racine en poudre à la dose de 0 gr. 60 c. trois ou quatre fois par jour, ou en décoction (10 à 15 %); anti-rhumatismale. Le Dr Cauldwell a traité par l'extrait fluide 35 cas de rhumatisme et n'a eu qu'à s'en louer ; ses succès s'affirmèrent surtout dans les cas sub-aigus avec peu ou point d'élévation de la température. Les Drs Cauldwell et Gottheil emploient de préférence l'extrait fluide à la dose de 0 gr. 35 cent à 2 grammes par jour (*Medical Record*). Ils se louent de son emploi, surtout dans le rhumatisme chronique.

Mango (*Mangifera Indica*) Anacardiacées. — On emploie le fruit et l'écorce, dont on prépare des extraits fluides. Propriétés astringentes efficaces ; extrait fluide de mango 10 gr ; eau 120 gr. en gargarisme. Dose à l'intérieur : une cuillerée à café toutes les deux heures. (Delpech.)

Maté (*Thé du Paraguay*). Ilex Paraguayensis. — Il y a au Paraguay trois espèces de maté. 1° Le Caa cuys, formé de bourgeons à peine épanouis. 2° Le caa miri, formé de feuilles sèches mondées et pulvérisées. 3° Le caa gagu, formé de feuilles grillées grossièrement pulvérisées. Le même produit se trouve au Brésil. Ce thé se prend en infusion. Il est aussi riche en caféine, qui est son principe actif, que le bon café et le thé de Chine (Delpech) : s'emploie contre la dysménorrhée et la dyspepsie.

Menyanthe. — Le Professeur Girard, de Marseille, traite la migraine en donnant, 2 fois par jour, une infusion de 50 centigrammes de feuilles de Menyanthe, édulcorée avec une cuillerée à bouche de sirop de Valériane, pour une tasse à café d'eau bouillante :

Menthe. — *Le Journal de Médecine de Paris* (12 juillet 1884) donne comme calmant des névralgies dentaires, une formule dans laquelle la menthe est l'agent principal.

Menthe..	2 gr.
Eau distillée.....................................	50 gr.
Bicarbonate de soude......................	0 gr. 50 centig.

M.

Pour applications topiques sur les gencives dans les cas de névralgie dentaire.

D'après le Docteur Brame (hygiène pratique) l'essence de menthe poivrée, appliquée à l'aide d'un pinceau sur les brûlures du premier degré, calme immédiatement la douleur, et il ne se forme jamais d'escharre. Il est préférable de tremper d'abord la partie brûlée dans l'eau et d'appliquer l'essence ensuite.

Pour calmer les névralgies superficielles, la migraine, on a recours a des crayons que l'on peut appeler analgésiques. Les premiers de ces crayons nous vinrent d'Angleterre, où ils étaient préparés par un pharmacien nommé Shirley ; les premiers que nous ayons vus, nous ont été montrés par M. Boissy, pharmacien ; ils sont maintenant dans le commerce et on les fait en France. On associe à la paraffine, l'essence de menthe pure ou additionnée d'alcool. La paraffine préalablement fondue, est saturée d'essence, et on la coule dans les moules en forme de cônes ou de glands ; on recouvre le produit de papier d'étain et on le renferme dans des étuis.

Un autre procédé consiste à faire fondre ensemble 2/3 de camphre et 1/3 d'essence de menthe et de la paraffine que l'on coule également dans des moules.

Ce crayon est passé sur le front et les tempes. La première sensation est une sensation de brûlure, puis de froid ; la chaleur revient ensuite intense, et la douleur disparaît.

Méthyle (*Chlorure de*).—L'évaporation du chlorure de méthyle donne un froid de 23° et si l'on active l'évaporation par une injection d'air, on peut descendre jusqu'à 55°.

C'est en se fondant sur cette propriété d'abaisser rapidement la température et de congeler la peau, que M. Debove eut l'idée d'appliquer ce traitement aux névralgies sciatiques; en produisant ce froid intense, il obtenait une révulsion, qui pouvait s'étendre de la hanche au calcanéum.

Les malades ont guéri d'emblée ou ont présenté des rechutes légères, qui ont disparu après une nouvelle application de chlorure de méthyle. Tous les malades étaient atteints de névralgie sciatique simple, de la forme dite rhumatismale, remontant de quinze jours à trois mois.

Le chlorure est contenu dans un siphon ; à l'extrémité du bec du siphon, est adapté un tube de plomb et un ajutage muni d'un petit orifice. Le jet de chlorure est dirigé sur la peau dans toute l'étendue des régions douloureuses ; la peau se congèle de suite, elle blanchit et devient dure comme de la pierre ; le malade accuse une sensation de brûlure pénible, mais moins douloureuse que par la cautérisation ignée. La peau se décongèle rapidement, il subsiste un érythème plus ou moins accusé ; le maximum des accidents a été une légère vésication, jamais plus. Du reste, tous ces phénomènes nous ont été décrits d'une façon saisissante par notre Secrétaire Général, lors de la relation qu'il nous fit d'un cas de névralgie faciale invétérée, qu'il traitait par ce procédé, et dont la guérison fut rapide. M. Gillet de Grandmont fait observer que là où la peau est fine, comme au visage, la projection du chlorure de méthyle doit être prompte et très courte, sans cela il se produit des escharres.

Nitroglycérine. — Se fondant sur l'idée que les vomissements des femmes enceintes avaient pour cause directe une anémie cérébrale (ou de certaines parties du cerveau), le professeur Talma (Utrecht) a essayé la nitroglycérine qui, selon les observateurs américains, produit une congestion cérébrale intense. Dans tous les cas où ce médicament a été prescrit, les résultats obtenus ont été satisfaisants ; la dose est d'un milligramme par jour, à prendre en trois fois. On peut prescrire le médicament sous forme de solution alcoolique, ou bien sous forme de capsules contenant chacune un sixième de milligramme de nitro-glycérine et 0,20 centigr. d'huile d'olive. (*Journal médical néerlandais.*)

Oxygène. — Sous l'influence des inhalations d'oxygène à la dose de 6 litres par jour, les troubles digestifs qui surviennent au début de la grossesse, vomissements fréquents, état saburral, perte d'appétit, céphalalgie, disparaissent bientôt.

Les quatre observations de Mayer, l'observation de Maunoir, celle de Pinard et les deux du Dr Doreau, en tout huit observations (les 3 dernières, vomissements incoercibles), ne laissent aucun doute sur l'efficacité de ce moyen.

Suivant Quinquaud, l'inhalation doit durer au moins une 1/2 heure ; on peut aussi employer une dilution au 1|3 ; elle produit autant d'effet, pourvu que le temps des inhalations soit assez long. On obtient ainsi un effet sédatif ; la congestion pulmonaire, les hémoptysies ne sont nullement à craindre chez les phthisiques.

Suivant Kirnberger, les inhalations d'oxygène retarderaient les altérations morbides qu'on observe dans la leucémie et la pseudo-leucémie.

Ozonéine. — Le Dr Onimus a présenté à la Société de Biologie un liquide trouvé par M. Brand et fabriqué par M. Beck.

Ce liquide, qui doit sa vertu à l'ozone dont il est saturé, conserve sa propriété indéfiniment.

La difficulté à surmonter était de condenser l'ozone ou de le faire dissoudre dans l'eau par la raison qu'il se transforme en oxygène ordinaire dès qu'il est libre. Aussi le Dr Onimus a-t-il tenu, avant tout, à expérimenter tous les réactifs de l'ozone, et ses recherches ont été concluantes, car ce liquide donne toutes les réactions de l'ozone avec le papier Schœnbein, avec le papier Houzeau, avec le papier au thallium ; il noircit l'argent métallique et transforme l'arsenite de potasse en arseniate.

C'est un puissant désinfectant, qui a été employé à Toulon avec un succès remarquable, dans les salles de cholériques et de varioleux. Les Drs Guiol et Long assurent que c'est grâce à l'appareil producteur d'air ozonisé, maintenant dans les salles de cholériques une surcharge d'oxygène, qu'on doit attribuer la remarquable immunité observée sur tout le personnel de l'hôpital.

Le Dr Rey Escudier déclare que « pas un seul cas de contagion n'a eu lieu à Bon-Rencontre pendant l'épidémie, grâce à l'ozonisation des salles par ce liquide ».

Ce liquide comme toutes les autres eaux ozonisantes, dégage une odeur très prononcée de térébenthine.

Paraldéhyde. — La paraldéhyde et ses propriétés vous ont été décrites par votre rapporteur de 1883, et je n'y reviendrais pas, si je ne trouvais dans un travail du docteur Keraval, publié dans le *Progrès médical*, des formules utiles dans la pratique.

Hypnotique puissant, ce médicament est d'un très grand secours chez les aliénés, auxquels il est donné le soir à la dose de 4 à 6 grammes, dans un mélange à parties égales d'eau distillée et de sirop de vinaigre framboisé (ou de menthe, vanille etc.) àà eau et sirop 30 grammes.

Par voie rectale :

Paraldéhyde.	4 grammes
Eau de guimauve.. . , ...	150 grammes
Jaune d'œuf	N° 1

Par injections sous-cutanées :

Eau distillée	16 grammes
Eau de laurier cerise	4 grammes
Paraldéhyde	4 grammes

On peut, par seringue, injecter 0 gr. 20 de paraldéhyde.

Le Dr F. Ottari de Reggio de l'Emilia rapporte une observation de tétanos rhumatismal aigu, traité inutilement par le chloral : 8 gr. par jour, soit par voie stomacale, soit par lavement. Ce traitement n'ayant amené aucun soulagement, on substitua au chloral 6 gr., puis 8 gr. de paraldéhyde dans 100 gr. d'eau. La guérison marcha rapidement ; elle eut lieu en 10 jours.

Pendant tout le traitement, le malade fut isolé dans un pavillon, à l'abri des bruits du dehors, en un mot au repos absolu.

Le Dr Dujardin-Beaumelz, dans sa communication à la Société de Thérapeutique, a tenu à bien spécifier l'action clinique de ce médicament. Chez des malades atteints de coliques néphrétiques ou hépatiques, la paraldéhyde est absolument impuissante pendant les crises ; mais dans l'intervalle des accès douloureux, elle provoque un sommeil tranquille et prolongé ; chez les morphiomanes, elle est d'une très grande utilité, car elle combat la manie habituelle de se faire dormir qui domine chez eux, la douleur étant reléguée au second plan.

Panglum édule (Bixacées.) — Grand arbre de Java, jouit comme tous ses congénères de propriétés narcotiques puissantes, affectant le système cérébro-spinal. Les symptômes qui se produisent sont : somnolence, céphalalgie, violentes nausées, vomissements, délire furieux ou gai, souvent mort. Les antidotes employés sont ceux que l'on préconise contre tous les narcotiques.

Une simple macération dans l'eau froide enlève à la plante ses propriétés toxiques, et ce fait bien connu des indigènes, est mis en pratique par eux pour étourdir ou tuer les poissons dont ils veulent s'emparer ; ils jettent à cet effet des écorces ou des feuilles de Pangium dans les cours d'eau.

Les grains servent à l'alimentation, et contiennent de grandes quantités de matières grasses, utilisées dans l'économie domestique. Il faut cependant avoir soin de les laisser en macération dans l'eau froide, quelques heures avant d'en faire usage, après quoi elles deviennent inoffensives, mais purgent encore les personnes qui n'en ont pas l'habitude.

Les différentes parties de la plante sont administrées à Java, comme anthelmintiques et le suc des feuilles donne les meilleurs résultats dans le traitement des plaies chroniques. (*Rémy Chatel, thèse.*)

Permanganate de potasse contre la sueur des pieds.— Stanislas Martin donne la formule suivante :

> Permanganate de Potasse........................ 1 gramme
> Eau distillée............. .... 100 grammes
> Thymol.. 30 gouttes

Trempez dans ce mélange du papier à filtre, de la toile, du calicot, des semelles en liège ou en paille ; laissez sécher ; taillez les semelles de la grandeur voulue. Chaque jour on peut en mettre une paire neuve dans les chaussures. (*Bullet. de Thérap.*)

Pilocarpine. — Après de nombreuses expériences, le Dr Galezowski conclut que la pilocarpine est souvent préférable à l'éserine.

La pilocarpine est moins irritante, calme plus vite et plus facilement les douleurs et la fatigue qu'éprouvent les malades atteints de glaucome simple.

Il est souvent difficile de définir d'avance auquel de ces deux myotiques on doit avoir recours dans un cas donné, aussi il prescrit au début l'instillation alternative de ces deux substances. Souvent l'usage alternatif de l'une et de l'autre procure des soulagements plus grands ; dans d'autres cas, on est obligé de choisir soit la pilocarpine, soit l'éserine seule.

Piscidia Erythrina. — Notre collègue Limousin nous a fait une communication très intéressante sur l'écorce du Piscidia Erythrina, famille des Légumineuses, tribu des Dalberginées. — C'est un arbuste des Antilles qui doit son nom (ερυθρος rouge) à la couleur éclatante de sa fleur rouge et à l'action stupéfiante qu'elle exerce sur les poissons (Piscidia). — Les Anglais la nomment Jamaïca Dogwood.

Le Dr Landowski a reconnu à cette plante les propriétés sédatives et soporifiques signalées par le professeur Ott et le Dr Hamilton, et dont notre collègue Duchesne vous a parlé dans son dernier rapport.

Le Dr Landowski s'est servi de l'extrait fluide préparé par notre collègue Limousin, en suivant la méthode de la pharmacopée des États-Unis, c'est-à-dire que le poids de l'extrait représente exactement le même poids de la substance employée.

La dose ordinairement prescrite pour obtenir un effet soporifique est de 3 à 4 grammes, administrés généralement en une seule fois.

Phosphore. — Le Dr Busch (*Paris médical*) rapporte deux cas d'ostéomalacie traités par le phosphore et sensiblement améliorés. Il l'administre en pilules contenant chacune un milligramme. — 2 pilules par jour. — On peut augmenter.

Le Dr Busch ne croit pas à l'utilité du phosphore dans la carie ou le rachitisme.

Résorcine. — Le Docteur Leblond, continuant ses expériences sur la résorcine, expériences relatées dans le rapport de l'année dernière, a trouvé que cette substance contribuait puissamment à dissocier les fausses membranes, et il a eu l'occasion d'obtenir la guérison dans des cas où d'autres traitements avaient échoué.

Le Docteur Moncorvo (de Rio-Janeiro) se loue beaucoup de l'emploi de cette substance dans la coqueluche. Il reconnaît la nature parasitaire de cette maladie, qui serait due à la présence de micrococci, qui prolifèrent, en nombre prodigieux, sur la muqueuse qui tapisse la région sus-glottique du larynx.

Dans tous les cas où la résorcine a été appliquée directement, elle a réussi à faire décroître rapidement le nombre des quintes et leur intensité, amenant la guérison dans un assez bref délai (de 20 jours à un mois).

Les badigeonnages sont faits avec la solution suivante :

R. Résorcine chimiquement pure.............. 1 gramme.
Eau distillée ou Glycérine.................. 15 grammes

Se servir d'un pinceau courbe à longue hampe.
Un badigeonnage toutes les heures, jour et nuit.
A l'intérieur : de 2 jusqu'à 4 grammes.

Cette substance détermine promptement la chute du pouls et amène une rapide disparition des ganglions.

Sercission (*De la*). — Notre collègue le Dr Lucien Boyer est l'inventeur d'un procédé de facile application pour l'ablation des polypes utérins ; MM. Gillet de Grandmont et Brochin ayant remis ce procédé en lumière, et M. le Dr Boyer ayant été appelé cette année plusieurs fois par M. Gallard, pour appliquer ce procédé dans son service de l'Hôtel-Dieu, nous croyons utile de vous en reparler.

Il consiste : 1° à jeter autour du pédicule une anse de soie de Chine au moyen de deux sondes ; 2° à substituer un régulateur au porte-fils ; 3° à placer un serre-fils unique conducteur ; 4° placer le fixateur ; 5° sectionner le pédicule en exécutant le mouvement de scie.

M. Brochin a proposé de simplifier ce mode opératoire, en ne se servant que des deux tiges porte-fils et du fixateur. Le Dr Boyer, en acceptant cette modification à son procédé, déclare qu'il est des cas où le régulateur est indispensable.

Ce procédé est d'une grande simplicité, d'une facile application et la section s'opère rapidement ; il offre cet avantage sur l'écraseur, que l'anse, qui doit opérer la section, ne glisse pas ; qu'il n'est pas douloureux et qu'on n'observe pas d'accidents consécutifs ; pas d'hémorrhagies, pas de péritonite, peu ou point de fièvre.

Soude (*Nitrite de*). — Matthew Hay a essayé le nitrite de soude dans le traitement de l'angine de poitrine, et en a obtenu des avantages marqués. (*The Practitioner* 1883.) La dose varie de 0,15 à 0,50 centigr.

Les effets de ce sel sont analogues à ceux du nitrite d'amyle et de la nitro-glycérine ; le nitrite de potasse a la même action, mais le nitrite de soude, qui n'agit pas sur les muscles comme le sel de potasse, doit lui être préféré.

Sozyglum Jambolonum. — Cet agent médicamenteux est le fruit d'une plante de la famille des myrtacées, employée dans certaines provinces de l'Inde pour combattre la glycosurie. M. Banetrala en a fait usage dans trois cas, et a constaté : 1° la diminution de la sécrétion de l'urine ; 2° la disparition du sucre. Ces phénomènes se manifestaient dans l'espace de quarante-huit heures, et pendant aussi longtemps que les malades étaient soumis à l'influence de ce médicament ils pouvaient impunément faire usage d'une alimentation amylacée. L'enveloppe astringente de ce fruit paraît en être la portion active. (*The London med. Record.*, 15 feb. 1884.)

Strychnine dans l'alcoolisme. — C'est à Luton (de Reims) que l'on doit la véritable formule du traitement de l'alcoolisme par cet alcaloïde. Avant lui, Giacomini avait signalé l'antagonisme physiologique existant entre la strychnine et l'alcool. Après lui, Huss avait employé la strychnine contre certains phénomènes de l'alcoolisme.

Dans les cas de delirium tremens, Luton donne de 2 à 3 injections hypodermiques de strychnine par jour. Chaque injection contient 0 gr. 005 de sulfate de strychnine; à l'intérieur, il donne, par 24 heures, trois centigrammes de sulfate de strychnine en doses fractionnées, ou 0 gr. 20 d'extrait de noix vomique, ou bien 8 grammes de teinture.

Les expériences de Luton ont été reprises par Dujardin-Beaumetz qui a obtenu les mêmes résultats.

Morey a observé un ivrogne qui faisait cesser journellement les effets de l'alcool, en prenant, à doses massives, le sulfate de strychnine. (*The Practitioner*, sept. 1875.)

Dujardin-Beaumetz conclut que la strychnine doit rester dans la thérapeutique comme un moyen puissant de combattre le delirium tremens, mais nullement l'alcoolisme tel qu'on doit le comprendre aujourd'hui.

Sublimé. — Le Docteur Constantin Paul a employé les solutions de sublimé dans la blennorrhagie en injections préconisées par le docteur Fauté. Les solutions dont il se sert sont au nombre de trois; elles renferment pour 100 grammes d'eau, l'une 1 gramme 40 centigr., l'autre 0,60 centigr.; la troisième, la plus faible, 0,12 centigr. Constantin Paul rappelle que la culture, l'inoculation du microbe de la blennorrhagie, auquel on a donné le nom de gonococcus, paraissent jusqu'ici démontrer la spécificité du micro-organisme; or il suffirait, d'après certaines expérimentations, d'une solution au vingt millième, pour le détruire à coup sûr. On pourrait expliquer ainsi l'action curatrice des injections de sublimé. C. Paul continue ses recherches, et engage ses confrères à essayer l'injection au dix-millième dans toutes les périodes de la blennorrhagie.

Les injections doivent être faites avec une extrême douceur, au moyen d'une seringue de Langlebert à jet récurrent; on évitera ainsi les accidents qui pourraient résulter de la pénétration du liquide dans la vessie.

Nous n'avons pas à parler de l'emploi du sublimé comme antiseptique en obstétrique, son usage remontant à une date bien antérieure à 1884.

Notre collègue le Dr Landoit se sert, comme antiseptique, dans sa clinique ophthalmologique, d'une solution de sublimé au cinq millième; cette solution, à laquelle on peut avoir recours aussi bien pendant et après les opérations, que dans les affections extérieures des yeux, provenant d'une infection ou la faisant craindre, est, suivant notre collègue, très bien supportée par les yeux.

Sucre. — L'emploi du sucre en poudre est resté un remède populaire pour les plaies fongueuses, et pour certains eczémas à sécrétion abondante. Les professeurs Fischer en Allemagne, Lücke à Strasbourg, Masse à Bordeaux, ont constaté par l'expérimentation clinique, que les avantages attribués par le peuple à ce pansement, sont réels, et que, en se dissolvant dans la suppuration, il forme une couche sirupeuse, qui protège la plaie et, en empêchant la formation des bactéries, préserve des accidents de septicémie.

Sulfo-carbol. — Notre collègue Ferdinand Vigier nous a lu un travail sur l'acide orthoxyphényl sulfureux, qu'il nomme pour plus de facilité de langage, sulfo-carbol, et dont il signale les propriétés antiseptiques, antiputrides, et antifermentescibles. A la température ordinaire, c'est un liquide sirupeux (densité 1400), d'une teinte rosée, d'une odeur piquante, mais non désagréable comme celle du phénol, et qui disparaît presque complètement en solution ; vers 8 à 10 degrés au-dessous de zéro il cristallise en aiguilles, et forme une masse compacte qui se liquéfie a une légère chaleur. Chauffé avec précaution sur une plaque, il se volatilise et peut servir en fumigations ; si l'on élève la température, il distille vers 130°, puis se décompose ; il reste du charbon. Il forme des sels cristallisés avec un grand nombre de corps : la potasse, la chaux, la soude, le mercure, le fer, le plomb, le bismuth, etc. ; notre collègue fit des expériences pour déterminer le degré de toxicité de ce corps, et savoir quelles étaient les doses auxquelles ce produit pouvait être donné en thérapeutique. Il a fallu 2 gr. 80. du produit actif en injection intra-veineuse, pour déterminer la mort d'un chien du poids de 15 kilogrammes. L'autopsie a démontré l'influence coagulatrice de cette substance à doses concentrées. M. Vigier a pu prendre, sous forme de limonade, différentes doses de sulfo-carbol ; il a pu, en un jour, par petites doses, en absorber jusqu'à dix grammes. Une dose de 1 à 6 grammes de cette substance dans un litre d'eau édulcorée avec sirop 100 grammes, forme une limonade très agréable. La présence du sulfo-carbol dans les urines, même lorsqu'il est pris à l'intérieur à doses faibles, 0 gr. 50 centig., est décélée par le perchlorure de fer ; les urines se conservent bien et l'acide urique se dépose rapidement. Le sulfo-carbol peut donc, dans le pansement ordinaire des plaies, remplacer les acides phénique et salicylique, à la dose de 1 à 5 pour 100.

Contre les fièvres éruptives, les maladies parasitaires de la peau : teigne, dermatose, 1 à 10 p. 100.

Sulfureux (*Gaz acide*).— De récentes expériences du D' Dujardin-Beaumetz, il résulte que, pour désinfecter un local ayant été occupé par des malades atteints de maladies contagieuses, il faut avoir recours à la combustion du soufre.

Il s'agissait de trouver un corps qui pût être manié par des personnes non habituées à de pareilles recherches, dont les vapeurs pussent pénétrer les effets de literie, et n'aient aucune action sur les objets meublants et les rideaux.

Le brome, le chlore et le sulfate de nitrosyle furent rejetés : le brome parce que ses vapeurs se répartissent inégalement et qu'elles ont une force très faible de pénétration.

Le chlore possède le très grave inconvénient de décolorer, même à sec, certaines étoffes.

Le sulfate de nitrosyle, qui est un sérieux désinfectant, présente les grands inconvénients suivants : le gaz hypoazotique, qu'il dégage au contact de l'eau, altère les objets meublants, et ce désinfectant, étudié par M. Girard, ne peut s'appliquer qu'aux locaux dans lesquels il n'existe que des murs : fosses d'aisances, caves, etc.

C'est l'acide sulfureux, qui paraît remplir, jusqu'à nouvel ordre, les conditions de bon marché, de maniement facile, et de désinfection complète que l'on recherchait.

Après avoir recouvert de bandes de papier collé les huis des fenêtres, on allume, par mètre cube, 20 grammes de soufre sur une plaque de tôle un peu élevée au-dessus du sol ; on se sert, comme l'a conseillé M. Pasteur, d'un petit fourneau en terre réfractaire, de 0 m. 25 de largeur sur 0,20 de longueur, dont les parois sont percées de trous de manière à faciliter la combustion. Chacun de ces creusets peut brûler un kilogramme de soufre.

Pour obtenir la combustion complète de la fleur de soufre, on arrose sa surface avec de l'alcool, puis on enflamme l'alcool. Toutes les issues fermées, les vapeurs sulfureuses pénètrent partout dans la chambre.

Des papiers réactifs plongés dans l'intérieur des différents matelas, enveloppés avec le plus grand soin, ou enfermés dans des boîtes, sont atteints par le gaz.

Ce procédé est le moins coûteux et le plus simple. Les différents bouillons de culture en expérience, ont été stérilisés, sauf toutefois les tubes renfermant des bactéries charbonneuses. Les propriétés du virus vaccin sont détruites.

On protège les objets de cuivre ou de fer en les recouvrant de graisse.

Le procédé par l'emploi de l'acide sulfureux liquide, évite les dangers d'incendie, laisse intactes les dorures et les parties métalliques, mais il est d'un prix élevé. Le procédé par la combustion du sulfure de carbone est intermédiaire entre le procédé dit de Pictet, et le procédé par la combustion du soufre ; mais pour obtenir la combustion du sulfure de carbone, il faut un brûleur spécial, le brûleur de M. Ckiandi, très ingénieux, qui remplit les conditions exigées, mais que l'on n'a pas toujours sous la main et qui coûte de 40 à 50 francs.

Tannin. — Le docteur Bell (*Canada medical Record*, Fév. 1884), au lieu d'arracher le polype nasal, fait dans la masse même une injection de dix à vingt gouttes d'une solution concentrée de tannin, au moyen de la seringue hypodermique. En quelques jours, on obtient la destruction du polype, qui se mortifie et se détache. A essayer chaque fois que l'on peut saisir le polype avec une pince et le tenir immobile pendant l'injection.

Térébenthine (*Essence de*). — Une compresse de flanelle de la grandeur d'une feuille de papier à lettre, est imbibée d'essence de térébenthine ; une fois essorée, on la place sur la région atteinte de douleurs rhumatismales ; elle est ensuite recouverte de toile caoutchoutée ou de taffetas gommé. Au début, sensation de fraîcheur, à laquelle succède une chaleur plus ou moins prononcée ; au bout d'une demi-heure, la peau est d'un rouge vif, très hypérémiée et très sensible.

Si cette compresse reste appliquée plus d'une heure, traces de vésication.

Ce procédé réussit dans le traitement des affections douloureuses superficielles : lumbago, torticolis, pleurodynie, névralgies intercostales et sciatiques. (Dr Constantin Paul.)

Le Dr Conrad George conseille l'huile essentielle de térébenthine à l'intérieur dans la diphthérie. Il l'administre dans du lait, à la dose de vingt gouttes chez un enfant de huit mois, et de deux cuillerées à café chez un garçon de quatorze ans. S'il y a strangurie, le laudanum et les fomentations locales dissipent vite cet accident.

Ces résultats confirment ceux obtenus par Satlow, qui, sur 43 cas de diphthérie grave traités par ce procédé, n'a perdu qu'un malade. (*The therapeutic*, 1884.)

Terpilène (*hydrate de*). — Le D^r Ed. Labbé présente à la Société de Thérapeutique une eau ozonisante qui doit ses propriétés à l'hydrate de terpilène ; M. Bourcier, ingénieur, extrait ce produit entièrement pur, du Pinus Maritima et du Pinus Australis. On le prépare en distillant dans le vide à la plus basse température possible, les gemmes de ces plantes ; on obtient ainsi du térébène ou australène, que l'on mélange intimement avec une certaine quantité d'eau distillée très pure, puis on fait absorber au mélange de l'oxygène à saturation, pour lui donner ses propriétés ozonisantes. Ce produit agit, suivant le Dr Ed. Labbé, par l'ozone qu'il contribue à former, ainsi que le prouvent les papiers ozonimétriques.

Cette eau qui a une légère odeur de térébenthine, est employée en pulvérisation, en vapeur, et à l'état liquide. C'est un désinfectant de premier ordre ; elle désinfecte les expectorations odorantes ; à l'état de vapeur, elle pénètre l'économie, puisqu'elle cause une espèce d'ivresse chez les sujets en expérience. Des compresses imbibées de cette eau et placées sur des plaies à mauvaise odeur, les désinfectent rapidement.

Terre glaise. — Le Dr Apostoli a publié un mémoire très important sur l'emploi nouveau en thérapeutique électrique, de la terre glaise.

Il s'est servi comme électrode facilement maniable de la terre glaise, terre à modeler ou terre à sculpter.

Cette substance facilite et permet de compléter certaines applications de galvano-caustique chimique, c'est-à-dire de cautérisation soit positive, soit négative, appliquée au traitement des ulcères et des plaies de mauvaise nature.

Ce nouvel électrode assure une plus grande constance au courant.

La terre-glaise facilite les applications de longue durée.

Elle permet de varier à volonté, l'étendue, la forme des électrodes, leur surface d'application, et est destinée à vulgariser la pratique de certaines galvanisations.

La terre glaise permet de limiter, de localiser l'action totale du courant, et de réduire, dans certaines circonstances, au minimum l'influence fâcheuse de sa diffusion ou de sa dérivation.

Elle diminue la douleur des applications de galvano-caustique chimique au pôle inactif, et supprime à son niveau toute crainte d'escharre.

L'introduction de la terre glaise dans la pratique de la galvano-caustique, permet de doubler sans difficulté les doses employées jusqu'à ce jour.

En résumé, on voit que la terre glaise peut être employée avec les avantages suivants :

A. Pôle actif :

1° Traitement plus facile et plus complet des ulcères.

2° Vulgarise la pratique de certaines galvanisations.

B. Pôle neutre :

1° Permet l'application des pôles concentriques.

2° Diminue la douleur des galvano-caustiques et éloigne toute crainte d'escharre.

3° Rend possible et inoffensive, l'élévation de l'intensité portée jusqu'à 80 et au besoin 100 milliampères.

C. Les deux pôles simultanément ou un seul argileux :

1° Assure une plus grande constance au courant ;

2° Facilite les applications de longue durée.

Le Dʳ Shearer, de Balt, après avoir échoué avec tous les traitements usuels dans les entorses, a eu recours à l'argile des briquetiers.

Cette argile, bien pure de graviers, est séchée et finement pulvérisée dans un mortier, puis délayée avec de l'eau jusqu'à consistance de boue épaisse. On en étend, sur un morceau de mousseline, une couche de un demi-centimètre d'épaisseur, puis on entoure complètement l'articulation avec ce pansement, que l'on soutient avec une bande en caoutchouc, assez serrée pour que le pansement ne glisse pas, et pas assez pour dessécher la terre glaise.

Trois observations viennent appuyer le dire du Dʳ Shearer; la douleur, les battements, la tuméfaction, la rougeur disparaissent en général dans les premières 24 heures, mais les malades n'ont pu sortir que le 10° jour.

Nous ferons observer que le massage, méthodiquement pratiqué, donne des résultats beaucoup plus prompts.

Thalline. — La découverte de nouveaux antiseptiques a lieu pour ainsi dire, chaque jour.

Notre confrère Huchard, dans un excellent article (*Union médicale*), expose que la voie étant ouverte après la quinoline, la kairine, etc., d'autres corps de même origine ne tardèrent pas à être découverts : c'est ainsi que le Dʳ Rudolf de Jacksch, de Vienne, a pu étudier une série de substances antifébriles, parmi lesquelles la Thalline occupe une place importante, (Dʳ Rudolf de Jacksch, assistent der medizinischen Klinick in Wien. Thallin ein neues antipyreticum (*Wiener Medic Wochenschr.*, n° 48, 1884.)

Notre confrère cite, d'après le médecin viennois, quatre substances qui méritent une mention à part.

1° Le chlorhydrate de Paroxyquinoline ($C^9 H^7 Az O H Cl$), poudre inodore et presque sans saveur, soluble dans l'eau, se colorant en rouge comme l'antipyrine par l'addition de quelques gouttes de perchlorure de fer.

2° La tétrahydroparaoxyquinoline ou tétrahydroparaquinanisol, ($C^9 H^{11} Az O$), poudre très soluble dans l'eau, saveur légèrement sucrée, et dont les solutions prennent une coloration rouge violet ; toxique énergique qui détermine la mort d'un chien au bout de deux heures à la dose de 0,20 centigr. à 0,60 centigr.

3° La Paraquinanisol ($C^{10} H^9 Az O$) dont les solutions ne sont pas colorées par le perchlorure de fer.

4° **Enfin, la** Tétrahydroparaquinanisol (ou tétrahydroparamethyloxy-quinoline, découverte par Skraup (de Vienne) dont la formule est représentée par $C^{10} H^{13} AzO$, à laquelle on a donné le nom de Thalline (de Thallus, rameau vert) qui rappelle la propriété que possèdent ses solutions de se colorer en vert émeraude par l'addition de perchlorure de fer.

Dernièrement, Jacksch a reconnu des propriétés antifébriles à la dose de 0,20 ou 0,50, ou 0,75 centigr., à la Thalline et à ses sels (sulfate, tartrate et chlorhydrate de Thalline) et à une autre substance ; le chlorhydrate d'éthylthalline.

Le chlorhydrate de Thalline s'altère promptement à la lumière, il est d'une conservation difficile; aussi faut-il renoncer à son emploi.

Le tartrate et le sulfate de Thalline se présentent sous forme de poudre cristalline blanchâtre ; le sulfate possède une odeur aromatique assez accusée ; le tartrate a une odeur qui rappelle celle de la Coumarine.

Les solutions de ces sels ont une saveur un peu désagréable, amère, et salée ; étendues d'eau, elles offrent au contraire une saveur aromatique agréable.

Le sulfate de thalline, très soluble dans l'eau bouillante, se dissout dans cinq fois son poids d'eau froide ; sa solution se colore légèrement en brun à la lumière.

Quant au tartrate, il est soluble dans dix parties d'eau.

La réaction caractéristique des solutions de ces deux sels est de se colorer en vert, sous l'influence de quelques gouttes de perchlorure de fer. Cette coloration verte très sensible, fait place, au bout de 24 heures, à une coloration jaune rougeâtre. Cette coloration verte est également obtenue avec : le bichromate de potasse, l'acide chromique, le nitrate de mercure, le chlore, le brome, l'iode en solutions aqueuses, le nitrate d'argent.

Quant à l'éthylthalline, $C^{12}H^{17} AzO$, et à ses sels, ils sont également solubles dans l'eau, et se distinguent de la thalline par la coloration rouge que donne le perchlorure de fer à ses solutions.

Parmi ces produits qui ont des propriétés antifébriles, on donne la préférence au sulfate de thalline, plus actif que le chlorhydrate et le tartrate.

Dans près de cent cas de fièvres dues à des maladies différentes (fièvre intermittente, dothiénentérie, rhumatisme, rougeole, érysipèle, état puerpéral fébrile, pneumonie, tuberculose), le D' Jacksch a pu abaisser la température jusqu'à la normale sans causer d'accidents.

Pour la fièvre intermittente, si les premiers accès sont supprimés en prescrivant la thalline deux ou trois heures avant leur apparition, si même, ils sont diminués d'intensité et de durée par l'administration du médicament dès qu'apparaît l'accès, il faut toujours revenir au sulfate de quinine ; c'est donc un antithermique, et non un antipériodique. Dans la fièvre typhoïde, dans la fièvre des tuberculeux, des rhumatisants, la thalline a une action prompte, mais nullement sur les phénomènes douloureux, ni sur la durée du rhumatisme.

A la dose de 0,25 à 0,50 centigr., les sels de thalline ont une propriété antithermique puissante, la chute de la température est suivie de sueurs abondantes. A la suite de l'administration de 0,25 centigr. de ces sels, la température s'abaisse de 1°2 sans sueurs ni vomissements. Si dans la soirée la température remonte à 39,3, et que l'on donne 0°50 cent. d'un de ces sels, au bout de 2 heures la température descend à 37°.

L'abaissement thermique est obtenu en deux ou trois heures ; l'ascension secondaire de la température se produit après quatre ou cinq heures en s'accompagnant souvent de frissons, mais jamais de vomissements, de phénomènes de cyanose, etc.

En outre, ces sels sont doués de propriétés antiputrides, puisqu'ils retardent les fermentations ammoniacale et alcoolique, la fermentation et la décomposition du lait. (HUCHARD. *Union médicale.*)

Thym. — Le thym renferme une huile volatile, du tannin, un principe amer et de la fibre ligneuse ; l'huile essentielle se décompose en thymène ($C^{20} H^{16}$), essence liquide isomérique avec l'essence de térébenthine, et en acide thymique ($C^{50} H^{14} O^2$), stéaroptène peu différent du camphre proprement dit.

Ses propriétés thérapeutiques découlent de sa composition chimique. L'essence de thym donne d'abord une période d'excitation, puis une période d'abattement qui peut aller jusqu'au collapsus, si la dose est forte. De là, son emploi contre les anémies et les hémorrhagies ; ses propriétés diaphorétiques et diurétiques le rendent précieux dans une foule d'affections rhumatismales, par exemple dans les affections du tissu fibreux, des muscles, et des branches nerveuses superficielles. Anticatharral énergique, l'huile essentielle de thym est un de nos meilleurs antiseptiques. Ne jamais donner le médicament dans la période aiguë d'une maladie. (*Bulletin général de Thérapeutique*, n° du 15 décembre 1884).

Sur notre conseil, notre collègue Gigon a bien voulu faire avec de la paraffine, suivant le procédé décrit à l'article Menthe, et de l'essence de thym à parties égales pour les uns, ou de la paraffine saturée d'huile et de thym, pour les autres, des crayons analgésiques, qui, comme ceux qui contiennent de l'essence de menthe, sont très utiles dans les névralgies superficielles, les névralgies dentaires ou la migraine.

Voici les principales formules que contient ce mémoire pour l'administration de ce médicament :

Huile essentielle de thym, privée d'huile essentielle
de térébenthine.. 0 gr. 10 centig.
Savon médicinal,. .... 0 gr. 10. —
Poudre de guimauve.................................... Q. S.

pour une pilule enrobée dans une couche de baume éthéré de Tolu.
Dose moyenne : deux pilules avant chacun des deux repas principaux.

Dans la chlorose, alors surtout que le fer n'est pas toléré, dans les rhumatismes erratiques.

En frictions : 10 grammes d'huile essentielle pour 60 grammes d'huile de jusquiame.

Pour injections, lotions ou comme désinfectant :

Huile essentielle de thym......................... 5 gram.
Teinture de quillaya saponaria................... 20 gram.
Alcool.. 80 gram.
M.

Usage externe : une cuillerée à café dans l'eau de toilette ; de une à deux cuillerées à bouche dans l'eau nécessaire pour une injection.

Dans un bain : Carbonate de soude 300 grammes et huile essentielle de thym, 2 grammes. La préparation, faite la veille du bain, dans un grand flacon hermétiquement bouché, est répandue également dans l'eau. (*Bullet. général de Thérapeutique.*)

Tourbe. — C'est à Kiel que l'on a fait les premiers pansements avec la poussière de tourbe : le pansement se fait avec deux sachets de gaze, remplis de poussière brute de tourbe, dont on entoure la plaie, et qu'on y fixe au moyen de bandes de gaze. Ce pansement est laissé en place jusqu'au jour de la guérison présumée.

D'après Neuber, la tourbe possède des propriétés antiseptiques. Sa porosité favorise une évaporation très rapide des parties liquides des sécrétions. (*Gaz. méd. de Strasbourg.*)

Traumaticine. — Auspitz recommande dans le psoriasis, le procédé qui consiste à badigeonner le psoriasis avec de la traumaticine, contenant un dixième d'acide chrysophanique.

La traumaticine est une solution de gutta-percha dans du chloroforme. On met 10 grammes de gutta-percha dans 90 grammes de chloroforme. Au bout de 24 heures, la gutta-percha est complètement dissoute ; on ajoute alors 10 grammes d'acide chrysophanique à la solution.

On peint les plaques de psoriasis avec cette préparation, et on laisse sécher ; il se forme une couche de gutta-percha contenant de l'acide chrysophanique, qui permet aux malades de vaquer à leurs occupations.

Tous les deux jours, on renouvelle la couche médicamenteuse. On voit bientôt se former le cercle érythémateux de l'acide chrysophanique, et d'après les résultats observés dans le service du Dr Besnier, les plaques de psoriasis semblent disparaître avec une grande rapidité. (*Journal de médec. de Paris*, vol. VI, page 1282.)

Trinitrine ou **nitroglycérine**. — Les travaux de Huchard, de Potain et de Hérard ont démontré que le summum d'action thérapeutique de la trinitrine, était dans son application à la cure de l'angine de poitrine. C'est un médicament vaso-dilatateur, qui non seulement sera utile dans l'angine de poitrine résultant d'une ischémie du muscle cardiaque, mais encore dans toutes les affections de l'aorte, qui produisent de l'ischémie cérébrale (rétrécissement et insuffisance). — La trinitrine sera employée avec avantage dans la chlorose très intense, dans les névralgies de cause anémique chez certains hypochondriaques, où les troubles vaso-moteurs par leur exagération amènent une véritable anémie cérébrale. (Dujardin-Beaumetz.)

Les différentes manières d'administrer la trinitrine sont : soit une solution alcoolique diluée donnée à l'intérieur, soit l'injection hypodermique. On peut formuler :

> Solution alcoolique de trinitrine au centième.   30 gouttes
> Eau distillée.......................................   300 grammes
> Une cuillerée à bouche le matin, à midi, le soir.

Par voie sous-cutanée, on se sert de la solution suivante :

> Solution alcoolique de trinitrine au centième.   30 gouttes
> Eau distillée de laurier cerise.................   10 grammes

La seringue contient trois gouttes de trinitrine. — La dose ordinaire sera de une à trois gouttes. (*Bulletin général de Thérapeutique*, 15 Août 1884).

Valériane. — Le Dr Martel, de St-Malo, ayant employé l'injection de Valériane comme topique, a vu disparaître rapidement les douleurs intenses d'un traumatisme grave. Selon lui, la valériane, employée comme médicament d'usage externe, serait un moyen populaire parmi les populations rurales.

Veratrum viride. — Le Dr R. B. Harris, de Savannah, cite trois observations de tétanos guéri à la suite de l'emploi d'extraits fluides de vératrum viride et de gelsemium (*The New-York med. Record.,* Juillet 1884.)

La prescription est :

Extrait de Veratrum viride................ 0,06 centigrammes
Extrait de Gelsemium..................... 0,18 centigrammes

Dix gouttes dans un peu d'eau de 4 en 4 heures.

Verbascum thapsicum. — L'action du bouillon blanc (grande molène) a été étudiée dans la phthisie par le docteur Quinlair (*British med. Journal*). Ce médicament est employé en Irlande dans le traitement de la phthisie. On fait bouillir 30 grammes de feuilles sèches ou fraîches, dans une pinte de lait, pendant 10 minutes ; on donne l'infusion avec ou sans sucre deux fois par jour. Le goût en est doux, mucilagineux.

On donne aussi le jus de la plante fraîche mêlé avec la glycérine.

L'infusion diminue la toux et la rend plus facile, elle diminue la diarrhée et la dyspnée ; elle n'agit pas contre les sueurs nocturnes.

Le médicament ne diminue pas la perte en poids.

Au début, et dans la période prémonitoire, la molène produit une augmentation de poids.

L'infusion lactée semble agir comme l'huile de foie de morue. (*Paris médical,* 28 Juillet 1883.)

Verveine (cigarettes de). — Le meilleur moyen de calmer la toux des phthisiques serait, suivant le Docteur Quinlair, de leur faire fumer une cigarette préparée avec les feuilles sèches de verveine. Ce moyen lui aurait donné de bons résultats chez un grand nombre de malades. (*British medical Journal,* Avril 1884.)

Virginia. — Nouvelle matière grasse naturelle. La virginia est le résidu de la distillation du pétrole ; elle est demi-transparente, de couleur jaune, d'apparence graisseuse, offrant une belle fluorescence bleue lorsqu'elle est fondue. Elle fond à 47°, est liquide à 50° et se solidifie de nouveau à 46°. Elle est entièrement volatile, sans acide et n'absorbe pas l'oxygène ; elle supporte l'élévation de la température sans rancidité. — Analogue à la vaseline, on pourrait en pharmacie la substituer à l'axonge. (Delpech.)

Xérophagie (Régime sec). — Le Dr Huchard expose les indications du Régime sec dans les maladies de l'estomac et principalement dans la dyspepsie des liquides. Ce régime consiste dans « l'abstention aussi complète que possible de toute espèce de boisson, de tout aliment ou médicament liquide ». On a recours aux potages variés, mais épais, aux viandes rôties, ou bouillies, aux poissons, œufs ou légumes, et aux fruits non aqueux. Le malade ne doit ingérer qu'un verre de boisson aux repas.

Fonssagrives avait donné à ce régime le nom de Xérophagie.

Zinc (Sulfite de). — Le Dr Louis Duhring (*The medical News*, Nov. 1883) attire l'attention du corps médical, sur la valeur des lotions au sulfite de zinc, dans le traitement du lupus érythémateux ; elles sont utiles dans les formes superficielles inflammatoires de la maladie, que les îlots néoplasiques soient discrets ou confluents, d'origine récente ou ancienne.

La lotion consiste en un mélange à parties égales de 0 gr. 25 à 0 gr. 75 de sulfate de zinc et de sulfure de potassium, dans 30 grammes d'eau avec addition d'alcool q. s.

La formule habituelle est :

Sulfate de zinc.................. }	ãã 1 gr. 80 centigr.
Sulfure de potassium............ }	
Eau de roses....................	1 — 20 —
Alcool..........................	10 —

L'éther peut être ajouté à l'alcool.

Si la solution est bien supportée, on pourra augmenter la dose des substances actives de 4 grammes par 20 grammes d'excipient. On applique le topique soit à l'aide d'un linge fin ou d'une éponge que l'on aisse en place de 5 à 20 minutes. Les lotions peuvent être répétées 2 ou 3 fois dans les 24 heures ; elles doivent être précédées de lotions savonneuses (savon doux).

L'auteur a été amené à employer ce médicament à la suite des services qu'il lui a rendus dans les cas de séborrhée de la face.

(Traduit de l'Anglais par le Dr L. Deniau, *Bull. de Thérapeutique* Mai 1884.)

Un mot seulement pour terminer : nous espérons que vous avez été comme nous, heureux d'entendre, dans le cours de ce rapport, citer les travaux de plusieurs de nos collègues.

L'énumération des travaux de MM. Delthil, Duchesne, Gillet de Grandmont, Delpech, Limousin, Le Bon, Ferdinand Vigier, Brochin, de notre vénéré collègue le Dr Lucien Boyer, pour ne citer que les plus autorisés, n'a pu vous laisser indifférents et vous a prouvé que la Société de Médecine Pratique sait tenir le rang auquel nos prédécesseurs l'ont élevée.

Dr CAMPARDON.

Clermont (Oise). — Imprimerie Daix frères.

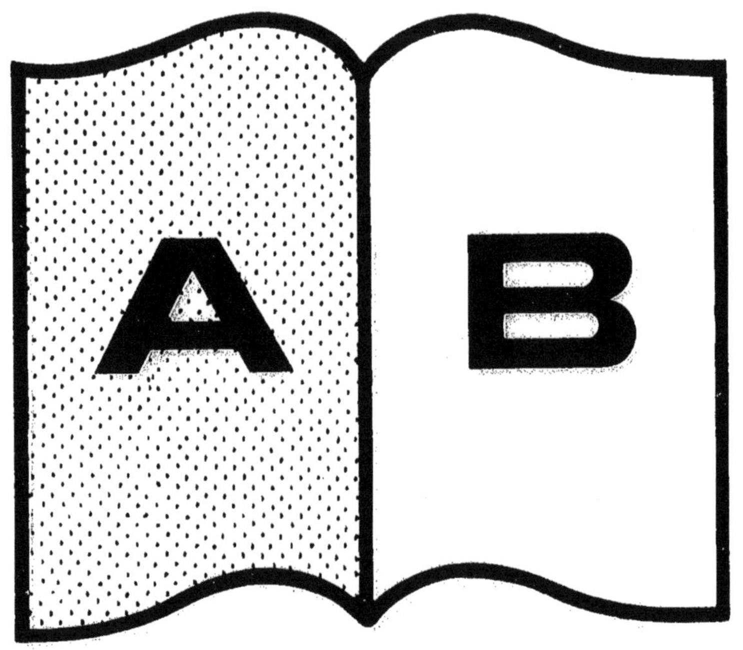

Contraste insuffisant

NF Z 43-120-14

9 782013 697859